护理礼仪

凌翠云　龚爱萍　主编

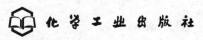
化学工业出版社
·北京·

本书共分为十章，较为全面系统地介绍了护理工作者应当掌握的礼仪常识。第一章绪论部分主要介绍礼仪的概念、发展、特点、护理礼仪的特征与作用，以及学习护理礼仪的意义与方法；第二章至第十章分别对护士的服饰礼仪、护士的仪容礼仪、护士的举止礼仪、护士的言谈礼仪、护士工作中的交往礼仪、护患礼仪、护理纠纷礼仪、护士日常社交礼仪、护理求职礼仪等方面作了全面、详细的讲解。强调实践技能的重要性，注重职业礼仪在临床和生活中的实际应用，使学生能真正做到学以致用。

　　本教材适用于职业教育学生的学习使用，也可作为临床护士的培训用书。

图书在版编目（CIP）数据

　　护理礼仪/凌翠云，龚爱萍主编. —北京：化学
工业出版社，2015.2
　　ISBN 978-7-122-22822-2

　　Ⅰ.①护…　Ⅱ.①凌…②龚…　Ⅲ.①护理-礼仪
Ⅳ.①R47

　　中国版本图书馆 CIP 数据核字（2015）第 014448 号

责任编辑：李植峰　张　微　　　　　　　　装帧设计：关　飞
责任校对：边　涛

出版发行：化学工业出版社（北京市东城区青年湖南街 13 号　邮政编码 100011）
印　　装：三河市延风印装厂
787mm×1092mm　1/16　印张 10½　字数 249 千字　　2015 年 3 月北京第 1 版第 1 次印刷

购书咨询：010-64518888（传真：010-64519686）　　售后服务：010-64518899
网　　址：http://www.cip.com.cn
凡购买本书，如有缺损质量问题，本社销售中心负责调换。

定　　价：23.00 元

《护理礼仪》编写人员

主　　编　凌翠云　龚爱萍

副 主 编　黄爱兰　文后明

编　　者　（按姓名笔画排序）

文后明（湖北荆州市胸科医院）

石天桃（百色市民族卫生学校）

卢秋妍（百色市民族卫生学校）

农碧燕（百色市民族卫生学校）

肖泽凤（百色市民族卫生学校）

余桂英（湖北荆州市第二人民医院）

郭少芳（百色市民族卫生学校）

凌翠云（百色市民族卫生学校）

黄爱兰（百色市民族卫生学校）

龚爱萍（长江大学）

前　言

随着社会的发展，人们对医疗护理服务的要求不断提高，护士的人文教育越发受到了护理教育界的重视。护理礼仪是护理人文教育的重要课程，因此，加强护士礼仪修养，学习护理礼仪知识已经成为提高护士综合素质的一个重要方面。为此我们遵循"必需、够用、实用、能用、会用"的原则，结合护理职业特点，编写了本册教材。

本书共分为十章，较为全面系统地介绍了护理工作者应当掌握的礼仪常识。第一章绪论部分主要介绍礼仪的概念、发展、特点、护理礼仪的特征与作用以及学习护理礼仪的意义与方法；第二章至第十章分别对护士的服饰礼仪、护士的仪容礼仪、护士的举止礼仪、护士的言谈礼仪、护士工作中的交往礼仪、护患礼仪、护理纠纷礼仪、护士日常社交礼仪、护理求职礼仪等方面作了全面、详细地讲解。强调实践技能的重要性，注重职业礼仪在临床和生活中的实际应用。

本教材具有内容新、结构新、体裁新的特点。较传统教材增加了护患礼仪与护理纠纷礼仪，对护理人员的言行加以指导；教材编写注重结合国家护士资格证考试要求，每章章末配备有目标检测，便于学生在学习过程中巩固所学知识；突出"以人为本"的护理理念和扩理职能，考虑到人文护理工作的特点，通过导入情景的引入，力求使护理礼仪相关理论知识能深入浅出，通俗易懂。

本教材编写过程中参考和借鉴了有关著作和文献资料，在此向作者们致以诚挚的谢意！鉴于学识水平有限，书稿难免存在疏漏之处，恳请同行专家、广大师生给予批评指正，以便今后进一步修订和完善。

凌翠云

2014 年 11 月

目　录

第一章 绪 论

礼仪，是人们在社会交往中形成的各种符合礼的精神及要求的行为准则或规范的总和。礼仪，是中华民族传统美德宝库中的精髓，涉及的范围十分广泛。无论是人际的、社会的乃至国与国之间的交往，或是旅游、商业、服务业等行业的接待服务工作，都离不开对礼仪的遵守。礼仪，是人们步入文明社会的"通行证"。可见学礼、知礼、用礼不仅是每个现代人的主观意愿，也是整个人类生活的客观需要。身为礼仪之邦，应行礼仪之事。知书达理，待人以礼，应是护理专业学生的基本素养。

第一节　礼仪概述

一、礼仪的基本概念

　　中国是一个具有五千年悠久历史的文明古国，礼的精神、原则贯穿于中国古代社会的政治、经济、军事、文化等各个方面。在中国古代的典籍中，"礼"和"仪"是两个不同的概念。"礼"有三层含义：一是指等级制度及与其相适应的礼节；二是尊敬和礼貌；三是礼物。总之，礼是一个非常宽泛的概念，其内涵比较丰富。但从狭义来讲，礼作为礼貌、礼节、礼仪的通称，是指人际的、社会的乃至国际间的交往过程中，应该具有的相互表示尊重、亲善和友好的行为规范。"仪"在古汉语中也有三层含义：一是指容貌和外表；二是指礼节和仪式；三是指准则和法度。由此可见，"礼"是一种社会意识观念，是制度和规则，"仪"是表现形式，是依据"礼"的规定和内容形成的一套系统而完整的程序。所谓礼仪，就是人们以一定的态度、动作、程式、物品等，所表达出来的内心对人对己的尊敬之情。在这里，动作、程式、物品等都是外在的形式，即"仪"；而对人对己的尊敬之情即态度则是内在的，即"礼"。也就是说礼仪本身就包含内在的礼和外在的仪两个方面的意思。

　　就礼仪二者的关系而言，二者既有联系，又有区别。一方面，礼是内在的，是人们对人对己的尊重、敬意的态度，礼和仪是紧密联系的；另一方面，礼和仪又是密不可分的。即内在的礼只有通过外在的仪的形式表现出来时，才是真正的礼，只强调内在礼，而忽视外在的仪，则礼无从体现；而只强调外在的仪，却无内在的礼，则是一种虚假的礼。因此，礼和仪是同一事物的两个方面，它们是相互影响、相互渗透、相互制约的，只有礼和仪完美的结合，才是完整的礼仪。

二、礼仪的起源与发展

中国素有"礼仪之邦"之称，礼仪文化源远流长。礼仪是人类从愚昧、野蛮逐渐走向开化、文明的标志。学习礼仪的起源与发展，有助于护理人员更深入地了解礼仪文化，更好地指导礼仪实践。

（一）礼仪的起源

礼仪的起源可以追溯到远古社会的原始祭祀活动。那时，人类的生存环境极其恶劣，生产力水平极为低下，认识世界的能力极为有限。在绝大多数情况下，人们的一切生活资料均来源于大自然。相比人类和大自然的变化无常，如火山喷发、地震等自然现象，人们不知道其产生的原因，也无法解释，只能归结为天地间有神灵、鬼怪存在。对于神灵鬼怪的敬仰与惧怕，人们开始使用崇拜仪式中最优秀和最豪华的一些用具，来表达他们对神灵、祖先的崇拜，祈求神灵、祖先保佑。由此形成了人类早期的宗教与祭祀活动，伴随这些活动的宗教礼仪也就应运而生了。这些仪式活动就是礼仪的种子。因此，与"礼立于敬而源于祭"的论调相符。

（二）礼仪的发展

从历史的发展来看，中国的礼仪演变过程大致可分为以下六个阶段。

1. 礼仪的起源阶段——原始社会

礼仪起源于原始社会，在原始社会中晚期即夏朝产生之前。有考古学、民俗学等方面的材料可以证明，整个原始社会是礼仪的萌芽时期，礼仪多为简单和虔诚且不具有阶级性的。其主要内容包括以下几点：①确立了祭天神的仪式；②制定了区别部族内部尊卑等级的礼仪；③制定了明确血缘关系的婚嫁礼仪；④规定了一些人们在社会交往中表示的礼节和恭敬的动作。如半坡遗址和姜寨遗址提供的民俗资料表明，当时的人们在交往中已经注重尊卑有序、男女有别了。在家庭中，家庭成员按照长幼男女席地而坐：老者坐上边，年少者坐下边；男子坐左边，女子坐右边。他们用两根中柱把主室分为两个半边，左边中柱是男柱，右边中柱是女柱。男女成年时在各自的柱子前举行成年仪式。今天的纳西族人仍然保留着这种古老的仪式。

2. 礼仪的形成阶段——奴隶社会

中国的传统礼仪在夏、商、周三代是一个飞速发展的时期。在这一时期礼仪被典制化，内容涵盖政治、宗教、婚姻、家庭等各个方面，奠定了华夏传统礼仪的基础。在夏、商、周三代的典籍中有很多关于礼仪的记载，且有大量的出土文物佐证。《周礼》是中国历史上第一部记载"礼"的专著，出现于西周时期。《周礼》、《仪礼》、《礼记》被称为"三礼"，是中国最早的礼制百科全书。《周礼》记载了周代的官僚机构和行政管理制度，偏重政治制度；《仪礼》记载了具体的礼节规范，偏重行为规范，内容涉及人身礼仪、交接礼仪、生产礼仪、军礼、祭礼、凶礼等社会生活的各个方面；《礼记》则对这些礼节的规范进行了比较系统的解释，偏重对礼制的产生和变迁的历史、"礼"的各个分支内容做出符合统治阶级需要的理论说明。"三礼"比较全面地体现了中国古代礼乐文化的内涵，标志着中国古代礼仪进入了一个成熟阶段，中国后世的礼仪深受"三礼"的影响。

3. 礼仪的发展与变革阶段——春秋战国时期

春秋战国时期，中国社会经历了深刻的变革，由奴隶社会向封建社会转型。与此相适应的学术界形成了百家争鸣的局面，以孔子、孟子、荀子为代表的诸子百家对礼教进行了悉心研究，从而促进了礼仪的发展，他们在相关的著作中对礼仪的起源、本质和功能进行了系统阐述，第一次在理论上全面而深刻地阐述了社会等级秩序的划分及其意义，以及与之相适应的礼仪规范和道德义务。

孔子是中国古代的大思想家、教育家，是儒家学派的创始人，他的主要礼仪思想包括如下内容：①以礼治国，他提出"治国不以礼，犹无耜而耕"；②礼是判断社会成员言行的标准的基本准则；③礼是个人践行的自觉要求，他要求人们做到"非礼勿视，非礼勿听，非礼勿言，非礼勿动"；④孔子主张复兴周礼，并对周礼做了一定的补充和发展。

孟子是儒家学派的主要代表人物，他继承和发展了孔子的"礼治"理论，提出适合统治阶级的"仁政"学说。他认为恭敬、辞让的礼节是人生来就有的。他给人性以善的价值规定，认为人要达到礼的标准，根本问题是主观反省，尽可能减少自己的各种欲望。

荀子是战国末期的大思想家，他主张"隆礼"、"重法"。他认为"礼"的中心内容就是区别贵贱、长幼、贫富等级。"礼"要使每个人在贵贱、长幼、贫富等级中都有恰当的地位。

4. 礼仪的强化阶段——封建社会

封建礼仪形成于秦汉时期，以后各朝代均有发展，特别是在唐朝得到了进一步强化。西汉时期的唯心主义思想家董仲舒，将儒家"仁、义、忠、信"的礼仪思想概括为"三纲"、"五常"之说。"三纲"即"君为臣纲、父为子纲、夫为妻纲"；"五常"即"仁、义、礼、智、信"。这一思想在漫长的封建社会一直被人们奉为日常行为的礼仪准则。到了唐代，社会昌盛，礼仪也有所改革和发展，但基本沿袭旧礼。元、清两朝，少数民族入主中原，给古老的中华传统礼仪带来冲击。但从整体上看，少数民族的礼仪思想从未占据主导地位，而是被融入中华传统礼仪之中。

总之，在我国长达两千多年的封建社会里，尽管在不同的朝代礼仪文化具有不同社会政治、经济、文化特征，但却有个共同点，就是礼仪是统治阶级用来维护封建社会等级秩序的工具。

5. 礼仪的衰落阶段

清朝末期，清王朝政权腐败，民不聊生，传统礼仪由盛而衰。西方文化大量涌入中国，传统礼仪文化和规范逐渐被时代所抛弃。科学、民主、自由、平等观念和与之相适应的礼仪标准得到了传播和推广。

6. 现代礼仪阶段

辛亥革命以后，受西方"自由、平等、民主、博爱"等思想的影响，中国的传统礼仪规范、制度受到强烈冲击。五四新文化运动对腐朽、落后的礼教进行了清算，符合时代要求的礼仪被继承、完善、流传，那些繁文缛节逐渐被抛弃，同时接受了一些国际上通用的礼仪形式。新的礼仪标准、价值观念得到推广和传播。中华人民共和国成立后，确立了新型的人际关系，标志着中国礼仪和礼学进到了一个崭新的历史时期。

西方礼仪文化也有一个产生和发展的过程。在古希腊、古罗马时代的诗歌典籍、荷马史诗以及苏格拉底、柏拉图、亚里士多德等哲学家的著述中，都有关于礼仪的论述。中世纪欧洲形成了封建等级制度，此间制定了许多严格而繁琐的贵族礼仪、宫廷礼仪。到了文艺复兴时期则使人们从封建的枷锁中解放出来，神权受到冲击，宗教礼仪逐渐失去了主导地位，自由、平等、博爱等思想观念渗入到礼仪文化中，这使人类历史上的传统礼仪发生了重大变化。

历史发展到今天，世界上很多国家和民族都形成了自己独具特色的礼仪文化和礼仪规范。这些礼仪文化和规范也被普遍认可和接受。个性与共性发展是当今世界礼仪的特点。

三、礼仪的特点、基本原则与作用

（一）礼仪的特点

1. 共同性

礼仪是社会发展的产物，不同国家、地域、民族均以讲礼仪为荣。尽管不同国家、区域、民族所进行的礼仪活动内容、形式和重视的程度不一样，但是社会各阶层人士需要共同遵守的准则与行为规范，例如礼貌问候、文明用语、庆典仪式、签字仪式等，都成为国际交往的共同礼仪。

2. 差异性

不同国家、地域、民族因文化背景不一样，形成的礼仪表现的形式不一样。例如在中国询问男性与其身边同年龄女性关系时一般是这样的："请问这是您的妻子（或者爱人）吗？"而在西方国家只能这么问："请问这是您的妻子吗？"否则对方很生气，"爱人"在西方意指"情人"，因为你的问话否定了对方作为妻子的合法地位。

3. 继承性

礼仪具有规范人们交往中的言行举止的作用，并以准则的形式固定沿袭下来。现代礼仪秉承"取其精华，弃其糟粕"的态度逐渐发展并完善起来。例如谦虚、尊老爱幼是中华民族的优良传统，而西方国家传承的是自由平等、个性张扬的思想。

4. 发展性

社会随着时间的推移在进步，礼仪也在不断地发展。在古代社会中，平民老百姓见到当官的或有钱的老爷必须下跪或者作揖，以显示尊、卑差异，如果违背了则被认为是"大不敬"，重则入狱乃至杀头。而在当代社会中，摒弃和革除了显示人尊卑身份的跪拜礼仪，建立了民主、平等关系的握手礼仪。

5. 实践性

礼仪是来源于社会实践，而又必须在社会实践中反复演练，并服务于社会实践的一门学科。在社会交际中，只有把学到的礼仪理论自觉运用到实际生活工作中，才能不断检验和提高自身的礼仪素质，达到学习礼仪的最终目的。

6. 针对性

礼仪是用于需要以礼相待的特定的交际场合的仪式、礼节。在特定的时间、地点、人物，礼仪会行之有效，发挥很好的作用。在现代已经把护理定位为服务行业，一般情况下要求微笑服务。例如在门诊的导诊台为患者解答疑惑或者在住院部迎接新入院患者时，微笑代表的是乐于为对方服务；但是当患者抢救失败时就不适合了，这就是礼仪的针对性。

（二）礼仪的基本原则

1. 真诚的原则

真诚是决定一个人人际吸引力高低的首要因素，是人与人相处的基本态度，是一个人外在行为与内在道德的统一。"烽火戏诸侯"的故事说明，一个君王没有诚信会亡国；"狼来了"的故事说明，一个普通老百姓没有诚信会丢掉性命。失约、言而无信等都是令人反感而失礼的行为。在人际交往中，务必要做到以诚待人、表里如一、言行一致。

2. 自律的原则

自律是礼仪的出发点和基础，礼仪规范由"对他人做法的要求"和"对自己做法的要求"两部分组成，其中最重要的是对自我的要求，即在社会生活中首先要做到自我约束、自我控制、自我检点、自我反思。正如孔子曰"己所不欲，勿施于人"，意指要求别人做到的，自己要先做到，否则礼仪就无从谈起。

3. 宽容的原则

宽容即允许别人自由行动或判断；耐心而毫无偏见地容忍与自己的观点或公认的观点不一致的意见。人与人在现实生活中难免会发生冲突和误解，做人要怀有一颗宽容的心，得理也饶人，而不要咄咄逼人、斤斤计较、过分苛求，这样才能减少交往矛盾，化解人际冲突。

4. 敬人的原则

在社会交往中，要长怀敬人之心。礼仪从内容到形式都是尊重他人的具体体现，尊重是礼仪的实质。心理学把人们对尊重的需要分为两大类，即自尊和来自他人的尊重。自尊包括对获得信心、能力、本领、成就、独立和自由的愿望；尊重他人就是尊重他人的人格、劳动和价值，以平等的身份同他人交往，还包括尊重他人的选择，不强求他人按自己的爱好习惯去生活、行事。受人尊重则是来自他人对自身的承认、接受、赏识等。

5. 从俗的原则

在人际交往过程中，因为国情、民族习惯、文化背景的不同，各地的礼仪要求也存在差异，对于这种情况，要坚持入乡随俗，与绝大多数人的习惯做法保持一致，千万不要妄自尊大、自以为是，否则就会产生不良的影响，造成人际关系的紧张。

6. 平等的原则

平等是礼仪的核心，对待交往对象要以礼相待、一视同仁，给予同等礼遇。不能因为交往对象的身份、地位、年龄、性别、种族、财富以及与自己关系亲疏程度的差异而厚此薄彼、区别对待。

7. 适度的原则

应用礼仪时要注意把握分寸，礼仪是一种程序规定，而程序规定本身就是一种"度"。礼仪的适度要求有感情适度、谈吐适度、举止适度三个方面。如果能做到彬彬有礼，却不低三下四；热情大方，却不轻浮谄谀；自尊却不自负；谦虚却不拘谨；老练却不世故，这就是一个人具有高度礼仪修养的体现。

8. 遵守的原则

在人际交往活动中，每个人都要自觉自愿地用礼仪规范自己的言行，每个人都有自觉遵守和运用礼仪的义务，无论是普通老百姓还是领导干部，也不管是百万富翁还是乞丐，都应严格地遵守人际交往中的各种礼仪，否则就会被公众指责，甚至导致事业的失败。只有掌握、坚持这条原则，才能保证礼仪的逐步推广和规范使用。

（三）礼仪的作用

1. 尊重作用

尊重的作用是指向对方表示你的尊敬、敬意，同时对方也还之以礼。亚洲名嘴张锦贵教授曾经说过："你把亲切送给对方，对方就会把欢喜送给你！"这里蕴含的就是礼尚往来，彼此尊敬的意思。

2. 教育作用

礼仪的推广可以在社会上起到良好的示范教育作用，可以带动良好的社会风气。例如央视综合频道经常播放公益广告，纠正人们不正确的行为习惯，倡导人们按照礼仪要求，协调人际关系，最终营造文明、健康、和谐的社会氛围，为社会主义精神文明建设贡献力量。

3. 沟通作用

热情的问候、友善的目光、亲切的微笑、大方得体的举止可以给人留下美好的印象，增加人际交往中的吸引力，为成功的沟通做好准备，并有利于扩大社会交往，促进事业的成功。

4. 协调作用

礼仪是交际活动中的润滑剂，能够起到协调的作用。在现代生活中，人们的相互关系错综复杂，在平静生活中突然发生冲突，甚至采取极端行为，礼仪有利于促使双方保持冷静，缓解已激化的矛盾。在社会交往时只要人们注重礼仪规范，就能够互相尊重，友好合作。

5. 约束作用

礼仪作为行为规范，一经制定和推行，便会形成社会的习俗和社会的行为规范。尽管礼仪不像法律那样具有强制力，但是它可借助舆论监督和社会影响而产生约束作用，使人们在适当范围内自觉遵守它。

6. 美化作用

礼仪是塑造形象的必要手段。在社交活动中，交谈注重礼仪，可以变得文明；举止注重礼仪，可以变得高雅；穿着注重礼仪，可以变得大方；行为注重礼仪，可以变得美好。只要注重礼仪，事情都会做得恰到好处。

第二节　护理礼仪的特征与作用

> **导入情景**
>
> 　　一位患者到某医院就诊，在门诊大厅看到导诊护士小李身着整齐、得体、大方的护士服，面带微笑，主动上前询问："大妈，您好！需要我帮助您吗？"她顿时感到一股暖流涌上心头，心情立即放松了许多。随后，小李引导她去挂号、候诊、做检查、取药等。这位患者非常感动，临走时再三对小李表示感谢。
>
> ● 想一想 ●
> 1. 小李的服装体现了护理礼仪的什么特点？
> 2. 作为护理专业的学生，在护理实验课上该如何着装？

一、护理礼仪的特征

护理礼仪属于职业礼仪的范畴，是护理工作者在从事护理活动中所形成并被大家所公认的行为规范和准则，是一门研究护理活动中交往艺术规范性的学问。它与军事礼仪、商务礼仪等礼仪相比，有其自身的专业特点，主要表现在规范性、可行性、强制性、传承性、适应性、时代性六个方面。

（一）规范性

护理礼仪是护理人员必须遵守的行为规范。它对于护理人员在工作中应该做什么，不应该做什么，都有明确的指示。在接人待物、仪表仪态、行为举止等方面都为护理人员提供了具体的指导，护士必须自觉严格地遵守。

（二）可行性

护理礼仪注重的是实用、有效。在护理实践活动中，护理人员要想得到同行及护理对象的认可和接受，并建立良好的医护关系、护患关系，就应该自觉遵守并运用礼仪规范来指导自己的工作。所以护理礼仪不是不着边际的泛泛而谈，面是"言之有物"、"行之有礼"的具体规范。

（三）强制性

护理礼仪的内容大多是以规章制度、条例、守则等形式出现的，具有强制约束力，对不遵守者就必须给予惩处，以维护护理礼仪的严肃性。

（四）传承性

礼仪作为一种人类文明的积累，将人们在交际应酬中的习惯做法固定下来流传下去，并逐渐形成自己的民族特色。所以任何国家和地区都有自己的传统文化礼仪，任何国家的当代礼仪都是在本国古代礼仪的基础上继承和发展起来的。离开了对本国、本民族既往礼仪成果的传承，就不可能形成当代礼仪。传统中的精华必须要传承。中国的文化礼仪体现了中华民族崇尚道德、崇尚礼仪、注重人伦的传统，我国护理人员在汲取西方文化礼仪精华的同时，也继承了中华民族的优良传统，为护理事业的发展不断完善自己的科学体系。

（五）适应性

护理礼仪的适应性是指人们面对不同服务对象或不同文化的礼仪具有适应的能力。随着国际间的友好往来不断增多，护理工作面对的患者其信仰、文化、风俗、等各方面都有所不同，护士要尊重不同患者的信仰、文化和习俗，并在交流、接触、调整中相互融合适应。

（六）时代性

每一种礼仪都有其形成、演变和发展的过程，随着时间的推移，礼仪会发生巨大的变化，并不是永恒不变的。一方面，社会在发展，历史在进步，由此引起众多社交活动的新问题、新特点出现，这就要求礼仪要"与时俱进"，以适应新形势下的新要求；另一方面，礼仪是在人类长期交往实践过程中形成、发展和完善起来的，离不开时代的烙印。

二、学习护理礼仪的作用

礼仪是人们在社会交往中逐渐形成和发展而来的共同准则，是人类社会文明发展的产物。加强护理礼仪的学习，对于提高护理人员自身的修养和素质，促进社会主义精神文明建设，塑造良好的护理人员形象，扩大社会交往，促进护理事业的成功都有十分重要的意义。护理礼仪的作用主要表现在以下几个方面。

（一）沟通作用

任何成功的人际交往与交往双方之间的行为有密切的关系。如热情的问候、亲切的微笑、友善的目光、得体的举止、文雅的谈吐等以礼相待的方式都是双方所能接受的。护理人员在进行护理活动的过程中，如果能很好地运用沟通技巧，对与之交往的对象在交流情感、达成共识、开展护理活动、建立友谊方面将能起到很好的沟通作用。

（二）调节作用

护理礼仪是护理人员在护理服务活动中建立和调节人际关系的润滑剂。只要护理人员能充分运用护理礼仪，对双方产生互信、建立护患友谊、缓和护患矛盾将产生积极的调节作用。

（三）美化作用

在人类生产生活过程中所产生的礼仪规范，非常讲究人的内在美与外在美的和谐统一，强调一个人的美，必须做到内外优化、整体配合，才能逐渐形成内有美好心灵、外有优雅举止和美丽仪表的有机整体。护理人员在为患者服务的过程中，只有内心对患者充满关心和爱护，才可能在护理行动中表现出对患者的无微不至如亲人般的呵护。护理人员美好的仪容仪表、优雅的体态举止、熟练的操作技能、规范的礼仪服务等不但可以营造出和谐融洽的气氛，让患者倍感温暖，同时还会使患者对医院产生良好的印象。

第三节　学习护理礼仪的意义与方法

导入情景

新入学护理专业的小王对护理礼仪课很有兴趣，下课后常常与同学进行交流，并进行情境扮演，在情境扮演中或扮演患者与医生的交流，或扮演患者与护士间的交流。同学们都被小王这种学习精神所带动，向她学习。

● **想一想** ●
1. 小王的这种学习方法有哪些效果吗？
2. 你还有什么更好的学习方法吗？

一、学习护理礼仪的意义

在现代护理工作中，加强护理礼仪修养的培养，已经成为提高护理人员全面素质的一个重要方面。而护理工作人员的整体素质包括思想素质、业务素质、心理素质和技能素质等方面，是保证护理工作在高标准、高质量、高要求下完成的必要条件，对促进医疗事业在护理方面的进步有着非常重要的意义。

（一）学习护理礼仪是做好护理工作的前提

敬业精神和职业道德及道德修养根基，增强责任感目前敬业精神和职业道德仍然是影响护理人员发挥作用的首要因素。护士的道德修养、思想品质及敬业精神直接制约其语言交际的能力并影响患者治疗的效果，决定了护士对待护理工作及患者的根本态度。作为一名合格的护士，不但要以南丁格尔为榜样，还要以希波克拉底誓言为准则，不断地进行修身立德，自觉培养良好的职业道德观念和敬业精神。只有具备了全心全意为患者服务的责任感和事业心，时时、事事、处处为患者着想，急患者之所急，想患者之所想，以患者为重，才会对护理工作有高度负责的责任心，才会在工作中自然流露出真情实感，给患者带来舒适感和安全感，才能增进护患双方之间的协调配合，达到事半功倍的治疗效果。

（二）学习护理礼仪是护理人员提高基本素质的必备条件

护理礼仪不仅反映了从事护理工作人员的外在精神状态，更是内在思想素质、道德品质、敬业精神和自身修养等深层次的体现。护理工作的服务对象是一个特殊的群体（包括老、弱、病、伤、残等），他们比正常人更加需要尊重、安慰、关心和理解，而恰当的仪表、仪态、言行举止不仅能密切医患关系，而且对患者的康复起着很重要的作用。因此，学习护理礼仪是护理人员必备的基本素质。

（三）学习护理礼仪是护士塑造自我形象的保障

学好护理礼仪能使护理人员在护理实践中充满自信心、自尊心和责任心；端庄的仪表、端正的态度、亲切的语言、优雅的举止、微笑的面容、敏捷而轻巧的操作技术，塑造了良好的护士形象，使患者在心理上得以平衡和稳定，既可融洽护患关系，又能有效地消除患者由于环境陌生带来的紧张焦虑心理。因此，应加强培养护理人员的形象意识，使他们在护理实践过程中时刻保持良好的精神状态，自觉按照礼仪的基本要求去规范自己的言行举止，以良好的自身形象获得公众的认可，为自己以及自己所代表的医院赢得美誉。

二、学习护理礼仪的方法

好的礼仪习惯与气质，绝不是先天就具备的，而是通过后天不断学习和训练才逐渐形成的。要学好护理礼仪，必须加强道德修养，充分发挥个人主观能动性，注意理论联系实际，采用多种途径进行规范的培训学习。

（一）加强道德修养，发挥个人主观能动性

人的道德水准决定了人的礼仪修养水平。有德才会有礼，修礼必先修德。护理人员只有树立了正确的道德观，才会充分发挥个人主观能动性，努力学习礼仪知识，并主动运用所学的礼仪知识为患者服务。在服务过程中，要善于发现自身的缺点和不足，及时加以改进。

（二）多种途径学习，注重理论联系实际

护理礼仪是一门实践性很强的课程，因此，在学习过程中，护理人员应利用一切有可能的条件和机会，如听课、听讲座、上礼仪网站查阅资料等多种途径和方式学习礼仪知识，同时在学习过程中要善于向做得好的同伴学习，互相取长补短；对于护理礼仪的规范要求，护理人员需要多次反复练习，并不断总结经验，再用于指导护理实践。

目标检测

【选择题】

1. 礼仪的形成，源自于（　　）。

A. 某种制度 　　　　　　　　　　　　　B. 习惯

C. 原始部落 　　　　　　　　　　　　　D. 习俗

2. 下面哪项是中国传统礼仪中的精华（　　）。

A. 八荣八耻

B. 先人后己、礼尚往来

C. 尊老爱幼、讲究信义、以诚待人

D. 三从四德

3. 礼仪的基本规则以下哪项除外（　　）。

A. 遵守和自律原则 　　　　　　　　　　B. 真诚和从俗原则

C. 尊重和适度原则 　　　　　　　　　　D. 随机应变原则

4. 1997 年亚运会闭幕会在日本广岛举行，结束的时候，6 万人的会场上竟没有一张废纸，这些观众遵守了哪一项礼仪原则（　　）。

A. 遵守原则 　　　　　　　　　　　　　B. 自律原则

C. 尊重原则 　　　　　　　　　　　　　D. 适度原则

5. 礼仪的作用不包括以下哪项（　　）。

A. 沟通作用 　　　　　　　　　　　　　B. 维护作用

C. 教育与提高作用 　　　　　　　　　　D. 控制作用

6. 护理礼仪的特征不包括以下哪项（　　）。

A. 规范性 　　　　　　　　　　　　　　B. 强制性

C. 适应性 　　　　　　　　　　　　　　D. 随意性

7. 护理人员应尊重患者，一视同仁，具体体现在哪些方面（　　）。

A. 尊重患者的生命、人格和权利 　　　　B. 廉洁奉公、遵纪守法

C. 爱岗敬业、诚实守信   D. 言语谨慎、端庄可信

【简答题】

1. 结合日常生活中人际交往的实践，谈谈你对礼仪概念的理解。

2. 作为一名护理专业的学生，你将如何提高自己的礼仪修养？

第二章　护士的服饰礼仪

【学习目标】

1. 掌握着装、配饰的基本原则。
2. 熟悉护士职业服装、饰品佩戴的要求。
3. 了解护士服装的变迁史。

古今中外，着装从来都体现着一种社会文化，体现着一个人的文化修养和审美情趣，是一个人的身份、气质、内在素质的无言的介绍信。服饰，是对人们的着装及其所用装饰品的统称，是仪表的重要组成部分。服饰既可以用来御寒遮体，同时也反映着一个国家、一个民族的文化素养、经济水平及文明的发展程度；服饰还是一种无声的语言，它传递着人的思想和情感，显示着一个人的文化品位、审美意识以及生活态度。在医疗卫生行业中，护士规范的着装，不仅能反映出个人良好的职业形象，更代表着所在单位的整体形象及其管理规范化的程度，因此，对于护士而言，学习相关的服饰礼仪是必需的。从某种意义上说，服饰是一门艺术，在不同场合，穿着得体、适度的人，会给人留下良好的印象，而穿着不当，则会降低人的身份，损害自身的形象。我国已故的周恩来总理在着装方面为后人树立了一个良好的典范，不论在何种条件下，他都以衣着整洁得体、姿态端庄、一举一动彬彬有礼、光明磊落、待人谦虚、亲切诚恳作为做人的准则。在社交场合，得体的服饰是一种礼貌，一定程度上直接影响着人际关系的和谐。本章着重谈谈着装原则和服饰礼仪的基本知识。

第一节　服饰礼仪概述

导入情景

　　小露是一个很有个性的女孩，在学校的时候就打扮得非常时髦。今天参加工作面试，本想着好好打扮自己一番。到了面试地点小露发现自己与别人的装扮很不一样，她在心中暗自得意，可是在面试中，面试官不仅没有给她这身穿戴加分，还询问她是否是来面试的。面试的结果是小露没有被录用。

● **想一想** ●

1. 小露为什么没有被面试官录用？
2. 小露应该穿着怎样的服装去面试？

一、着装的基本原则

　　影响着装效果的因素主要有以下几点：①要有文化修养和高雅的审美能力，即所谓"腹有诗书气自华"；②要有运动健美的素质，健美的形体是着装美的天然条件；③要掌握着装的常识、着装原则和服饰礼仪的知识，这是达到内外和谐统一美的不可或缺的条件。着装既是一门技巧，更是一门艺术。所着的服饰应根据自身的个性、阅历、修养、自身的特点等进行选择，在选择的过程中需要遵循着装的基本原则。

（一）TPO＋PAS 原则

　　得体的服饰，能给人留下良好的印象。当今世界上流行着一个着装协调的标准公式：TPO＋PAS。这一公式的具体含义是指一个人的衣着打扮应能符合相应的时间（time）、地点（place）、场合（object），又要兼顾自己的职业（profession）、年龄（age）、地位

（status）等。正所谓"见其装而知其人"，在着装时重点应注意与"时、景、事、己、制"相互协调，相互呼应。

1. 与时间相适应原则

不同时段的着装对女士尤其重要。男士有一套质地上乘的深色西装就足以打天下。而女士的着装则要随时间而变换：白天工作时，女士应穿着正式套装，以体现专业性；晚上出席酒会时就要多加一些修饰，如佩戴上有光泽的首饰，围一条漂亮的丝巾等。服装的选择还要适合季节、气候的特点，保持与潮流大势同步。

2. 与地点相适应原则

在自己家里接待客人，可以穿着舒适的休闲服；如果是去公司或单位拜访，穿职业套装会显得专业；外出时要顾及当地的传统和风俗习惯，如果去教堂或寺庙等场所，就不能穿过于暴露的服装。

3. 与场合相适应原则

衣着要与场合相协调。与顾客会谈、参加正式会议时，衣着应庄重考究；欣赏音乐会或高雅演出时，最好着正装；出席正式宴会时，则应穿中国的传统旗袍或西方的长裙晚礼服；而在朋友聚会、郊游等场合，着装应轻便舒适。

4. 与职业相适应原则

着装要与职业、场合相宜，这是不可忽视的原则。工作时间着装应遵循端庄、整洁、稳重、美观、和谐的原则，给人以愉悦感和庄重感。从一个单位人员的着装和精神面貌，便能体现这个单位的工作作风和发展前景。现在越来越多的组织、医院、机关、学校开始重视统一着装，这是很有积极意义的举措，不仅给了着装者一份自豪，同时又多了一份自觉和约束，成为一个组织、一个单位的标志和象征。着装应与场合、环境相适应。正式社交场合，着装宜庄重大方，不宜过于浮华。参加晚会或喜庆场合，服饰则可明亮、艳丽些。节假日休闲时间着装应随意、轻便些，西装革履则显得拘谨而不适宜。家庭生活中，着休闲装、便装更益于与家人之间沟通感情，营造轻松、愉悦、温馨的氛围。但不能穿睡衣拖鞋到大街上去购物或散步，那是不雅和失礼的。着装应与交往对象、目的相适应。与外宾、少数民族相处，更要特别尊重他们的习俗禁忌。总之，着装的最基本的原则是体现"和谐美"，上下装呼应和谐，饰物与服装色彩相配和谐，与身份、年龄、职业、肤色、体形和谐，与时令、季节环境和谐等。

5. 与自身相适应原则

选择服装时应注意年龄、肤色、体形、个性等问题。

（1）与自己的年龄相适应 不同的年龄阶段对服装的风格和款式的喜好各不相同，年轻人多选择活泼的服装，体现青春和活力；中年人通常选择套装和质地比较好的休闲服；老年人的衣着不喜过分束腰紧身，力求整洁美观、简洁随意。

（2）与自己的肤色相适宜　人的肤色会随着所着衣服颜色变化而产生变化，因此在选择衣服时服饰的色彩要与自己的肤色相协调。肤色偏黑的人应选择浅色调、明亮的服装如浅黄、浅粉、奶白色，可以衬托出肤色的明亮感，避免穿过于暗沉的服装。肤色偏黄的人，为了避免肤色看上去更黄，应避免穿黄色、土黄色的衣服，可穿蓝色或者浅蓝色的上衣，这些颜色能够把偏黄的肤色衬托的娇美洁白。

（3）与自己的体形相适宜　人的体形各不相同，因此着装要考虑体形的差异，扬长避短。身材矮胖、颈粗圆脸者，宜穿深色低"V"字形领、大"U"形领套装，浅色高领服装则不适合。而身材瘦长、颈细长、长脸形者宜穿浅色、高领或圆形领服装。方脸者则宜穿小圆领或双翻领服装。身材匀称，形体条件好，肤色也好的人，着装范围则较广，可谓"浓妆淡抹总相宜"。

（4）体现个体性原则　不同的人个性不同，对服饰的选择也不相同。性格外向的人喜爱牛仔装、迷你裙、运动鞋，偏爱明亮色彩。性格内向的人则喜欢优雅的着装风格，喜欢朴素稳重的色彩。

（二）技巧性原则

不同的服装有不同约定俗成的穿法和搭配。无论采用什么样的搭配技巧，都应注意协调，做到扬长避短。只有先了解自己的体形，选择适合自己的服装色彩、图案，掩盖自身身材的缺点，展现优点，通过恰当的服饰配件来体现个人的穿着风格，才能做到衣服穿着得体又有品味。修饰的最佳境界"妆成有却无"，即修饰以自然美的状态表现出来。恰当的饰物搭配对于服饰来说，可起到烘托、陪衬及美化的作用。

（三）适度性原则

1. 适度的色彩

色彩的搭配应和谐统一，使人在视觉上产生舒适感。切忌在工作场合穿着颜色过于鲜艳、过于暴露的服装。一般服饰颜色搭配不应该超过三种颜色，尤其是三种过于鲜艳或明亮的颜色。

2. 适当的款式

应根据社交目的、场合及环境，选择与之相适应的款式。在着装的选择上，应考虑适合自己年龄、身份、地位的服装，以取得与周围环境氛围的和谐，并能展现个性。可是有的同志在上班的工作场合穿着很不正规，在机关也好，在公司也好，穿得非常随便，比如拖鞋式凉鞋、露脚趾凉鞋、露脐装、超短裙、跨栏背心等都有，这样的穿着让人感觉太随便，有不务正业之嫌。工作场合应穿套装制服，表示郑重其事，整齐划一，严肃严谨。

3. 适度的装饰

装饰要恰如其分，该简则简，该繁则繁，装饰后的效果应以自然美的姿态出现，装饰品起点缀作用。合适的装饰品，使人更具风采和魅力，可起到画龙点睛、锦上添花的作用。但如果装饰过多，则会给人以画蛇添足的效果，显得纷繁复杂，破坏个人的整体形象。因此，对于职业人员而言，装饰应适度，首饰的佩戴以少为佳。

（四）整体性原则

整体性原则最重要的一点是整洁的着装，整洁的衣着可表现出积极向上的精神状态，衣着整洁，除了体现对交往对象的重视程度，还显示出交往的文明与修养水平。个性原则指根据不同年龄、身份、地位、职业与社会生活环境，来确定着装款式、面料、色彩与装饰物，只有个性化的服装，才能与个性和谐一致，在交际活动中充分展示个人的礼仪风范。正确的着装应遵循整体性原则，各个部分要精心搭配，使之相互呼应，配合，达到完美和谐。着装要坚持整体性，重点应注意两方面：一方面服装的各个部分相互适应，局部服从整体，展现着装的整体美，如装饰物的选择应同着装主色相近或呈对比色，以取得和谐与呼应的效果；另一方面应恪守服装本身约定俗成的搭配，如西服搭配衬衣、皮鞋。

二、服饰的功能

服装是人类生存的基本要素之一，其功能主要如下。

（1）保健　服装能保护人体，维护人体的热平衡，以适应气候变化的影响。服装在穿着中要使人有舒适感，影响舒适的因素主要是用料中纤维性质、纱线规格、坯布组织结构、厚度以及缝制技术等。

（2）修饰　表现在服装的美观性，满足人们精神上美的享受。影响美观性的因素主要是纺织品的质地、色彩、花纹图案、坯布组织、形态保持性、悬垂性、弹性、防皱性、服装款式等。

（3）保暖　服装在严冬可以起到抗寒作用。

（4）装饰　一些特定场合更需要具有装饰功能的服装。

（5）标识　服装还可以体现所属的群体，如警察制服，或表现社会运动的服装标志，如朋克风格。

三、饰品佩戴

（一）配饰的基本原则

俗话说得好：人靠衣裳马靠鞍。这句话的意思是要想美丽得靠衣服去打扮。不管是时装发布会的模特还是红地毯上耀眼的明星，他们不仅穿着新潮的衣服，而且一定会搭配个性闪亮的配饰。现在人们会将更多的精力放在挑选搭配上，一件合适的配饰，不仅能体现美的理念，也突出了个性和自身的气质。

现在生活中，饰品和饰物是一种点缀，它对于人们的穿着打扮，可起到辅助、烘托、陪衬和美化的作用。从审美角度来看，它与服装、化妆一同被列为人们装饰、美化自身形象的三大法宝。在社交场合，饰物作为一种无声的语言，向别人宣告着使用者的知识、阅历、教养和审美品位。同时，也暗示着使用者的地位、身份、财富和婚恋现状。

常用的饰物可分为实用类饰物和装饰类饰物，帽子、围巾、手表、皮包等都属于实用类饰物，在选用时也应遵循 TPO＋PAS 原则；装饰类饰物也称为首饰，包括戒指、项链、挂件、耳饰、手链、手镯、脚链、胸针等，选择装饰类饰品应注意以下原则。

1. 注意数量与色彩

数量以少为佳，必要时，可以一件首饰也不佩戴（除新娘外），同时佩戴多种首饰时，不可超过三种，除耳饰、手镯，同类首饰最好不要超过一件。色彩应力求同色，如不能完全相同，至少应保持与主色调一致。

2. 讲究质地与身份

同时佩戴几种首饰，其质地应该相同。选戴首饰时，应符合身份，性别、年龄、职业、工作环境。高档饰物，尤其是珠宝首饰多适用于隆重的社交场合，而不适合在工作或休息时佩戴。

3. 注意体形与季节

在选择首饰时，应考虑自身脸型、体形等特点，因人而异，扬长避短；所戴的首饰要与季节相吻合，金色、深色首饰适于冷季佩戴，银色、艳色首饰则适合暖季佩戴。

4. 注意搭配与习俗

戴首饰应与所穿的服饰相协调，要兼顾所穿服饰的款式、质地、色彩，并努力在搭配风格上使之相配，如服饰轻盈飘逸，饰物也应玲珑精致；服饰正式端庄，饰物则应典雅大方；穿运动服、工作服时不宜戴首饰；身着考究的服装时，可搭配昂贵的饰物。另外，不同地区、民族，佩戴首饰的习惯多有不同，对此，应做到多了解，多尊重。

佩戴首饰时，除必须遵守以上原则外，还需注意不同品种的首饰，往往有许多不同要求，如戴戒指时通常戴于左手，一般只戴一枚，戴于各指上所表达的寓意各不相同，在许多国家中，未婚妇女的戒指只戴于右手上而不是左手。再如，戴耳饰时，不宜在一只耳上同时戴多只耳环，一般女性成对使用；男子戴耳环时，习惯只在左耳戴一只，若双耳都戴，会被视为同性恋者。在佩戴各种饰物前，应多做了解，只有恰当地选择、搭配和使用首饰，才能使其发挥美化和装饰的功能。

（二）护士饰品佩戴的要求

在工作岗位上，护士佩戴饰品时应以少为佳，甚至可以不戴任何首饰，这点对于男护士来讲，尤其重要。

（1）表　护士在工作场合一般可佩戴胸表，因胸表无需手取即可直接用于测量时间，减少了污染机会。可将其挂于左侧胸前。

（2）戒指　护士在工作时不应戴戒指，因其既会影响护理操作的正常进行，又容易存留细菌增加污染机会，同时也不利于对戒指的保护。

（3）耳饰　护士在工作时不应戴耳环、耳链、耳坠等。因耳钉较耳环更为小巧含蓄，所以，一般情况下，允许女护士佩戴耳钉。

（4）项链和挂件　护士在工作场合一般不宜佩戴项链和挂件，即便佩戴，也只能将其戴在工作服以内，而不宜显露在外。

（5）手链、手镯、脚链等　护士在工作时不宜佩戴。

在护理工作中，美丽适宜的服饰能展现护士的外在美，精湛的技术和良好的服务能体现护士的内在美，外在美与内在美相互结合，使患者在美的感受下鼓起与疾病斗争的勇气，更好地配合治疗与护理，尽快恢复健康。

第二节　护士着装礼仪

导入情景

在护士办公室王大爷有点无奈地对护士长说："小陈啊，我在医院住着你们对我的照顾我很感谢，但是啊，就有一点我实在是要跟你反应一下"。陈护士长有点惊讶，微笑着说："是吗？有什么不满意您尽管说，我们一定改！""哎，你们小李护士，工作到也认真，但是她今天到病房来我就听到他那高跟鞋声，吵得我没办法睡觉啊"护士长才想起来今天小李来得匆忙，估计忘了换鞋了。于是拍着王大爷的手背说："恩，您说的是，我待会看到小李就说说她。"……

● **想一想** ●

1. 小李护士穿高跟鞋上班是否正确？
2. 陈护士长应该如何要求护士着装？

一、护士服装变迁史

远在公元 330 年前，当时从事护理工作的除了女修道士外，多为王公贵族妇女，她们具有丰富的学识、高尚的品格及热忱的服务态度，因此，护理地位极高，这一阶段曾被视为护理的黄金时代。

真正的护士服装应该起始于南丁格尔时代，也就是说 19 世纪 60 年代开始有护士服问世。南丁格尔首创护士服装时，以"清洁、整齐并利于清洗"为原则。样式虽有不同，却也大同小异。此后，世界各地的护士学校皆仿而行之。如美国许多护士学校的服装各具特点，样式不一，且要求在政府注册，彼此不准仿制，并规定不许着护士服上街或外出等。欧洲对护士服的限制则宽松得多。

20 世纪 20 年代后，随着陈规陋习的破除，护士帽被赋予高尚的意义，帽子代表护士的职业，寓意着健康与幸福等，此后，护士帽的佩戴成为常规，而且只有正式护士才能戴护士帽，才有资格为患者做治疗护理工作。不过对于男护士而言，护士帽可戴可不戴。当时，我国各地护士学校的服装因风俗不同、气候不一很难统一。但在护士服装样式的设计上却都以庄重、严肃为主，因为护士职业在中国尚有许多人不是很了解，若着装怪异、滑稽势必引起大众的议论与轻视。因此，护士服装不但要体现美观、大方、清洁、合体，更应表现出护士的重要地位和沉稳平和的气质。

20世纪20年代的各地医院里，护士与护生服装的区别在于样式相同，颜色不一。护生服装为蓝色，毕业护士服装为白色。护士着装时，要求其鞋、袜、裤的颜色均为全白或全黑，并规定护士除佩戴中华护士会特别的别针外，一律不许佩戴首饰。1923年时，协和护校护生服装改为浅蓝色衬衫与白裙，头戴一顶小方帽，这身素雅清淡的护士服装，使护士看起来仪表非凡，当时护生的服装与气质吸引了许多青年女性投身护士职业。

1928年，当时的卫生委员会将重新设计的服装样式刊登在护士季报上，要求全国护士统一制作，此举为统一我国护士服装起了很大的推动作用。20年代末我国军政界人员以及律师、宗教牧师都有统一规定的服装，以表明各自不同的职业象征。30年代后期，护士服装颇为年轻女性看好，毕业护士着素雅大方的护士服，护生为蓝衣、白裙、白领、白袖头、白鞋、白袜、白色燕尾护士帽，衣裙下摆一律离地10英寸❶，统一制作的半高跟网眼帆布鞋，走路舒服、无声，许多护士一起行走时，非常整齐而且十分精神。逢医院纪念日如5·12国际护士节时，北京、上海、武汉、南京等地的护士全部着护士服装参加纪念活动，其情其景庄严肃穆，感人至深，使大家深切体会到护士形象的美好与护士职业的崇高、圣洁和荣耀。我国公共卫生护士的服装与医院护士不同，她们着深蓝色中国式裙褂，外加白硬袖口及领子，中西合璧，为当时大众所认可的最合时宜的样式。

1948年，中国护士会规定，护士必须穿白色服装及戴白帽，护生着蓝白两色，护理员不得戴帽，不可着蓝白两色服装。总之，护士、护生、护理员的着装有着严格的区分。

二、工作时着装要求

护士服属于职业服装的一种，与工作性质相符，具有显示职业身份、便于护理工作的风格特点。由于护士的岗位、所在临床科室、具体工作内容以及职责的不同，对护士服的功能要求也不相同，这就形成了不同种类、款式及颜色的护士服。国家卫生部设计的护士服（普通护士服）多为连衣裙式，给人以纯洁、轻盈、活泼、勤劳的感觉，以整齐洁净、大方得体和便于各项操作技术为原则。穿着中要求尺寸合身，以衣长刚好过膝，袖长刚好至腕为宜。腰部用腰带调整，宽松适度。下身一般配白色工作长裤或白裙。夏季着工作裙服时，裙摆不超过护士服。

1. 让人心仪的护士服，是一种职业礼服

（1）领扣　护士服的领扣要求扣齐，自己的衣服内领不外露，高领护士服的衣领过紧时可扣到第二个。男护士服穿着时注意不着高领及深色内衣。

（2）衣扣袖扣　全部扣整齐，如有缺扣要尽快钉上，禁用胶布别针代替。护士服上禁止粘贴胶布等。衣兜内忌塞鼓满。袖扣扣齐使自己的内衣袖口不外露。这样着装，护士职业的形象美才会给人留下良好的印象，见图2-1。

---

❶ 1英寸＝2.54厘米，全书余同。

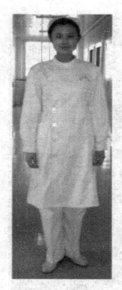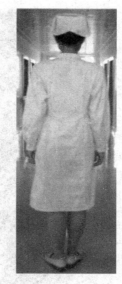

图 2-1 护士服

（3）鞋袜　要根据不同季节选择不同的袜子。夏季，女护士穿着裙式工作装时，要选择肉色连裤长袜；穿着长裤套装时可选择肉色短袜。在北方冬季，可选择肉色或浅色棉袜，忌选用反差大的黑色或其他深色袜子。无论男女护士，不可赤脚穿鞋。

选择护士鞋时要注意与整体装束的搭配，同时，还应考虑到季节性，如夏季可选择凉爽透气的护士鞋，冬季则应选择保暖轻便的护士鞋，无论选择什么样的护士鞋，都应遵循以下原则：样式简洁大方，以平跟或软底小坡跟为宜，颜色以白色或乳白色为佳，或与整体护士服颜色相协调，要注意防滑、舒适。护士鞋要做到定期清洁与保养。

（4）口罩　佩戴口罩时要根据护士脸型大小及工作岗位选择合适的口罩。戴口罩时必须戴正，要将口鼻完全盖住，四周无空隙，位置高低适宜，既不可太高影响视线，又不可太低露出鼻孔。口罩摘下时，应将戴在口鼻内侧的一面向里折好，放入干净的口袋中，而不宜将口罩挂于胸前。一次性口罩使用后需及时处理，纱布口罩每天应注意清洗消毒。

2. 特殊护士服的特殊语义与着装标准

特殊护士服常指手术服、隔离服、防护服，其严格的着装流程包含对患者和护士自身健康的责任。穿着中表达的是严谨、科学的语义。

（1）手术服与着装标准　只适用于手术室内。分手术洗手衣、裤和手术外衣两部分。因手术操作的无菌要求，手术服应是无菌的，见图 2-2。手术外衣分一次性和非一次性。一次性手术衣多为有特殊感染的患者以及应急情况下使用。常在使用后按一次性医用垃圾焚烧处理。非一次性手术衣可反复高压消毒后使用。穿手术服时配用的手术圆筒帽和口罩也分一次性和非一次性，其性能特点及术后处理原则同手术衣。帽子内塞严头发，必要时用发网或发夹固定，要求前不遮眉，后不露发际。帽缝要在后面，边缘要平整，佩戴口罩应四周严密，以吸气时产生负压为适宜。

（2）隔离服　常在护理传染病患者时使用。其款式为中长大衣后开背系带式，袖口为松

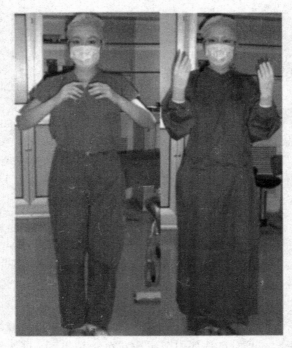

图 2-2　手术服

紧式或条带式。穿、脱隔离衣有着严格的操作流程和要求。穿隔离服时，必须配用圆筒式帽，头发要求与戴口罩标准同穿手术服一致，见图 2-3。

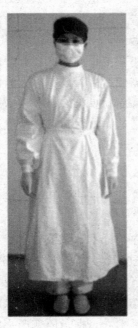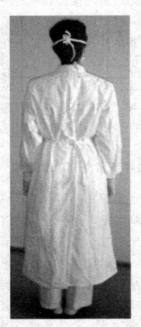

图 2-3　隔离服

　　特殊隔离服，主要用于护理经空气传播及接触性传染的特殊传染患者，如重症急性呼吸综合征（SARS）。这种服装为衣帽连体式，不透空气，可防止并阻止任何病毒侵入。在二级防护时须佩戴特制的医用防护口罩、防护眼镜、鞋套、手套等，其连体帽内应先佩戴一次性圆筒帽，头发要求及戴口罩标准同穿手术服、隔离服的标准一致，见图2-4。如为三级防护，则在二级防护的基础上加戴全面型呼吸防护器、护视屏。防护服及配套防护用品的穿脱有着严格的流程和要求。

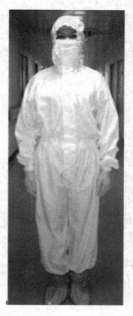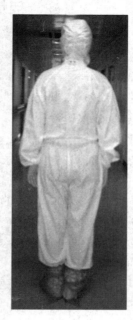

图 2-4　防护服

3. 燕帽象征着护士职业的圣洁和高尚

燕帽要洁白无皱，其以无声的语言告诉患者，我是一名保护患者健康的职业护士。戴燕帽时，两边微翘，前后适宜。一般帽子前沿距发际3～5厘米，戴帽前将头发梳理整齐，以低头时前刘海儿不垂落遮挡视线、后发辫长不及衣领、侧不掩耳为宜。上岗前就应把头发夹好，不要一边工作一边腾出手去弄头发，一则易造成自己头发及其面部的污染，二则会给人以搔首弄姿的不良印象。燕帽要轻巧地扣在头顶，帽后用白色发夹别住，以低头或仰头时不脱落为度。注意戴燕帽的上述要领，可避免给人留下零乱的印象，体现出自身的干练利落。

4. 护士职业服装的要求

（1）在工作岗位上应着护士服　护士的职业服饰美不仅维护个人形象、医院形象，更是在维护国家医疗机关形象，乃至是维护国家形象，因此护士在着职业装时，决不能认为"穿衣戴帽，各凭所好"，而应着统一护士服。

（2）护士服应与工作环境和谐统一　护士服的面料应挺括、透气、不缩水、不透明、便于清洗消毒。款式应整洁、庄重、大方、适体、方便工作。

（3）身着护士服时应佩带工作牌　佩戴标明护士姓名、职称、职务的工作牌，一方面可促使护士认真约束自身的言行，积极、主动地为患者服务；另一方面也便于患者辨认、询问和监督。因此，每位护士上岗时都应自觉地将工作牌端正地佩戴于左胸上方，避免反面戴带。当工作牌模糊不清或损坏时应及时更换。

目标检测

【选择题】

1. 下面关于鞋的说法中，错误的是（   ）。

A. 凉鞋不适合正式场合

B. 鞋的配色原则是宁深勿浅

C. 靴子是女性冬日的良好选择

D. 护士鞋只能是平跟

2. 无论应聘何种职业，面试着装的要求最好为（   ）。

A. 新潮前卫　　　　　　　　　　B. 青春可人

C. 朴素典雅　　　　　　　　　　D. 活泼大方

3. 穿着服装时，应注意服装色系和肤色的搭配，下面那种描述不正确（   ）。

A. 肤色偏黑的人避免穿过与于黑暗的衣服

B. 肤色偏黄的人可以穿黄色系的衣服

C. 肤色偏黄的人应该穿蓝色或者浅蓝色上衣

D. 肤色偏白的人应该穿黑色系的衣服

4. 佩戴燕帽的正确的做法是（   ）。

A. 帽檐距前额发际 2～4 厘米　　B. 用白色发卡于帽前固定

C. 长发可梳成马尾于脑后　　　　D. 前额可留长刘海遮挡眉眼

5. 手术室的护士服多为（   ）颜色。

A. 墨绿色　　　　　　　　　　　B. 橄榄绿

C. 粉红色　　　　　　　　　　　D. 淡蓝色

6. 假若一位姑娘将戒指戴在小指上，表明（   ）。

A. 想结婚或者求婚　　　　　　　B. 正在恋爱

C. 已经结婚　　　　　　　　　　D. 独身者

7. 棕色皮鞋只能搭配下面哪种色系的西装（   ）。

A. 黑色系　　　　　　　　　　　B. 白色系

C. 棕色系　　　　　　　　　　　D. 蓝色系

8. 你认为服装色彩中，给人最文雅、最平易近人感的颜色是（   ）。

A. 白色　　　　　　　　　　　　B. 灰色

C. 黄色　　　　　　　　　　　　D. 蓝色

9. 在正式场合中，以下何种穿着给人以庄重正式之感（   ）。

A. 双排扣西装　　　　　　　　　B. 休闲外套

C. 衬衫　　　　　　　　　　　　D. 夹克装

10. 下面对护士鞋描述中，不正确的是（   ）。

A. 要求式样简洁　　　　　　　　B. 以平跟和浅跟为宜

C. 注意是否防滑   D. 对袜子的颜色无要求

【简答题】

1. 简述配饰的基本原则？

2. 护士工作时服饰的要求有哪些？

第三章　护士的仪容礼仪

【学习目标】

　　1. 掌握护士工作时的仪容礼仪基本知识：工作发型的整理、面容修饰及眼神与笑容的运用、微笑的注意事项、肢体修饰。

　　2. 熟悉仪容礼仪的基本原则，护士日常生活仪容礼仪，化妆的原则与禁忌。

　　3. 了解仪容礼仪的含义、快速化妆法。

仪容是一种文化和修养，也是一种无声的语言。在人际交往中，每个人的仪容都会引起交往对象的特别关注，并将影响到对个人的整体评价。护士有着其特殊的职业要求，护士所面对的主要是需要健康服务的人群，要使服务对象达到最佳的身心状态，良好的仪容礼仪是不可缺少的。护士仪容是护理职业对护士外部仪容的要求，包括护士的面部、颈部、头发和肢体。

第一节　仪容礼仪概述

导入情景

　　早查房的时候，张爷爷精神很好，与护士说话，可当他看到小赵的时候愣了一下，然后把她拉到身边关切地问："你这眼睛是怎么伤的啊？伤成这样你们护士长都不给你请假休息呀？"赵护士也是一愣，后面反应过来，是自己的烟熏妆让老爷子误会了。正当她要解释的时候护士长刚好进来了，小赵就没有继续解释。查完房，护士长把赵护士叫到了办公室……

● **想一想** ●

1. 护士长为什么要叫赵护士去办公室？
2. 护士长会对赵护士说些什么？

　　古人云"慧于中而秀于外"，就是说一个涵养好、文化高的人，要注重自身仪容的修饰。讲究仪容美是设计美、创造美的过程，它是人际交往中人们都应遵守的礼仪规范。在长期的实践中，仪容能反映出一个人的品质素养，因此人们逐渐对护士仪容美的要求有了一些共识，并渐渐成为一种规范。

一、仪容礼仪的含义

　　仪容，有广义、狭义之分，广义通常指人的外观、外貌，包括头发、面部、颈部和肢体。狭义主要指人的容貌，包括头发和面部。礼仪对仪容的首要要求就是仪容美，它有三层含义：自然美、修饰美、内在美。

1. 仪容自然美

　　仪容自然美一般是指个人相貌先天条件好，天生丽质。这种仪容美往往是"清水出芙蓉，天然去雕饰"，不用外在修饰，它是先天的，与个人的先天遗传因素有关，不可改变。倘若一个人天生丽质，无疑会令与其交往的人赏心悦目，乐意交往。但仪容美并不是一定要长得漂亮的人才具备，因为实际生活中长得漂亮的人毕竟是少数，只要五官端正，整洁健康，乐观向上，语言文明，举止端庄就具备了仪容的自然美。这样，既生动地体现了仪容自然美的个人魅力，又适时展示了人们崇尚美丽、向往自身美丽的愿望与心情。

2. 仪容修饰美

仪容的修饰美是指依照规范与个人的先天条件，对仪容进行必要的修饰，扬长避短，设计、塑造出美好的个人形象。这种美是后天的，可以利用仪容修饰弥补先天所带来的部分缺憾，它包括自然修饰、表情修饰、化妆修饰。因此，仪容修饰美历来是仪容礼仪学习和实践的重点和难点，值得我们护理人员狠下工夫，切实掌握修饰美的实用本领，真正满足修饰美的各项要求，以便在护患交往中，使自己显得有备而来，在患者心目中树立良好的个人形象，实现护患的交往目的，营造适宜的沟通环境，不断打造职业护理服务品牌的新局面。

3. 仪容内在美

仪容内在美是指通过不断地学习，提高个人的文化、艺术修养和道德水准，培养自己高雅的气质与美好的心灵，使自己秀外慧中、表里如一，与修饰美一样，内在美可以通过后天学习来弥补。事实上，这种高雅气质与美好心灵的有机结合，是文化底蕴的外在体现，完善了仪容美的整体内涵，成为仪容美的最高境界和个人修养的主要目标。

仪容的内在美是最高境界，仪容自然美是人的心愿，而仪容的修饰美则是仪容礼仪关注的重点。实际上，真正意义上的仪容美，是上述三种美的有机融合。三者紧密联系，缺一不可。忽略其中任何一种美，都会给个人的仪容美产生遗憾。

二、仪容礼仪的基本原则

人际交往中需要面对面的近距离接触。因此，整洁、健康的仪容是最基本的礼仪要求。当一个人容光焕发地出现在他人面前时，虽然他要传递的信息尚未发出，但是对方已从见到的仪容上感知到了尊重与重视。因此，对护士来说注重良好的仪容礼仪显得尤为重要。

1. 整洁卫生

整洁卫生是仪容美的关键，是礼仪的基本要求。一个人可以不美丽，但是绝对不能不整洁。不管长相多好，服饰多华贵，若满脸污垢，浑身异味，那必然会破坏一个人的美感。因此，每个人都应该养成良好的卫生习惯，做到勤洗脸、勤刷牙、勤梳发、勤洗发、勤洗澡、勤更衣，经常清除眼角、耳、鼻等处的分泌物。不在人前"打扫个人卫生"。比如剔牙齿、掏鼻孔、挖耳屎、修指甲、搓泥垢等，这些行为都不应该公示，否则，不仅不雅观，也不尊重他人。与人交流时应保持一定距离，声音不要太大，不要对人口沫四溅。保持卫生整洁的形象是仪容美的基本要求，是个人素质的体现，也是尊重自己和他人的表现。

2. 适度修饰

俗话说"各人一个相，人人不一样"，就是说仪容受遗传等先天因素的影响，差异较大。天生丽质当然在人体美上占有一定的优势，但后天的修饰和培养也是仪容的关键，"三分长相，七分打扮"就是这个道理。个人容貌是父母给予的，五官、皮肤的美感相对定型，有的天生丽质，有的朴素自然。在现实生活中，发型和面容要根据职业要求和个人的脸型特点来修饰。头发要长短适中，可因年龄、性别、身高、体形而异。面容化妆应自然得体，上班时，"淡扫蛾眉"既可掩饰某些缺陷，又可令人精神振奋，让人感到充满活力。肢体的缺陷可以通过衣裤扬长避短，凸显曲线美。这就需要我们懂得一些简单的美容常识，通过保养、修饰，扬长避短，有效弥补自身的缺陷和不足。此外，无论在生活和工作中都要把握仪容修饰的分寸，做到自然适度。

3. 协调一致

仪容修饰的协调一致是要求仪容修饰时要使自己的化妆、表情等个人修饰自身整体协调一致。自身整体包括个人的年龄、身份、职业、道德、性格、全身服饰等。人们对仪容的认识和关注，不仅仅要求洁净的皮肤、端正的五官、优美的线条、精美的饰物，而是多方面因素的和谐统一，避免过分突出某一部分，而破坏整体的和谐。

4. 注意营养与锻炼

食物营养是健康的物质基础，合理的平衡膳食有助于身体各器官的生长发育。长期坚持锻炼可促进血液循环，进而帮助新陈代谢的正常进行，使机体充分利用摄入的营养，提高自身素质，因此是保持健康自然美的最基本条件。此外，应注意合理使用保护性用品，使肌肤、头发保持健康光泽。

5. 注重外在美与心灵美的统一

在适度修饰、协调一致的原则下塑造的仪容美不仅强调外在美，还强调内在美，护士应注重提高个人的内在素质，表现出自己个性特征的美好形象。如果缺乏了文明礼貌、知识才华、文化修养这层文化底蕴，所有外在的容颜、服饰、打扮、行为都会显得矫揉造作，缺少精神支撑。

第二节　仪容修饰礼仪

导入情景

小周在医院实习期间发现一个很有趣的现象，张护士是一个外表并不出众的年长护士，可是病房里的患者总是很听她的话，有时候还指名让她打针。小周仔细观察后发现张护士每次看到患者时总是微笑，微笑着提醒患者要打针了、微笑着告诉患者病情有所好转了。她的微笑使病房里最难搞定的患者都被她"治"的服服帖帖的。于是小周陷入了思考中……

● **想一想** ●

1. 为什么患者愿意很听张护士的话？
2. 除了微笑，我们还可以怎样为患者提供满意的服务？

一、面部修饰礼仪

古人云："人身之有面，犹室之有门，人未入室，先见其门。"仪容在很大程度上指的就是人的面容。护士每天都要与患者面对面的近距离接触，因此，清洁、自然的面部仪容是护士职业最基本的礼仪要求。

1. 面部保养

应经常清洗，使之清洁卫生，同时注意面部保养，润肤保护，保持皮肤充足水分，保证充足睡眠，放松身心，保证面部皮肤健康，防止因个人卫生不良而滋生痘、疖等皮肤感染情况而影响个人形象。

2. 修眉

眉毛虽然不是五官，但是对于五官却有着美化的作用。若感到眉毛刻板或不雅观，可根据自身特点做必要的修饰，使之适合自己的面容。修眉应顺着眉毛的生长方向将多余眉毛修除，使眉的线条清晰、整齐、流畅。标准眉分为眉头、眉峰、眉尾。眉与眼的距离大约是一眼之距，眉头在鼻翼或内眼角的垂直延长线上，眉峰在眼睛正视前方时外缘向上的垂直延长线上，眉尾在鼻翼外侧缘与眼外角连线的延长线与眉尾相交处，眉头和眉尾基本保持在同一水平线上（见图 3-1）。

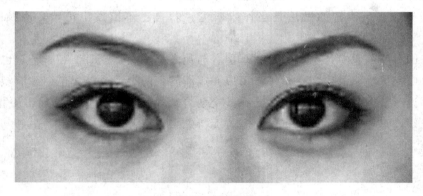

图 3-1　标准眉

3. 眼部

（1）清洁　眼睛是与他人注视最多的地方，因此应首先注意保洁，在避开他人视线的情况下及时清除眼部的分泌物。

（2）健康　如果有眼疾，则应回避社交场合，以免影响自我形象，失礼于人。

（3）眼镜　佩戴眼镜的护理人员要注意保持眼镜的清洁、美观、舒适、方便、安全与完整。工作场合或社交场合不能戴太阳镜或墨镜，以免给人以拒人千里之外或不安全的感觉。此外，隐形眼镜会使角膜无法接触空气、无法正常代谢、抵抗力下降，长期佩戴易导致视疲劳、干眼症、引发眼球过敏等，因此，如非必要，尽量选择有框眼镜。

4. 鼻部

（1）清洁　注意鼻腔清洁，不让异物堵塞鼻孔，不要随处吸鼻子、擤鼻涕、在人前人后不挖鼻孔。特殊情况下清理鼻涕时，应以手帕或纸巾辅助，并尽量避免发出过大声响，禁止吸鼻。

（2）修饰　如鼻毛长出鼻孔之外，应及时修剪，不要置之不理，更不要当众拔去。

5. 口部

（1）清洁　经常保持口腔清洁和口内无异味是口腔清洁的基本要求。要做到这一点，必须做到：①每天晨起、饭后、睡前漱口刷牙，经常用爽口液、牙线、洗牙等方式去除口腔异物以保护牙齿。②上班或应酬之前忌食有刺激性的食物，如酒、葱、蒜、韭菜、腐乳等。如已食用，可及时刷牙、咀嚼茶叶或口香糖以除异味。但与人交流时，不可咀嚼、剔牙，以免对人不敬。③特殊情况下清理口腔、气管异物时，应以手帕或纸巾辅助，并尽量避免发出过大声响。

（2）健康　若有口腔炎、胃炎、胃溃疡、咽喉分泌物过多等健康问题，口腔就会散发出难闻的异味，不仅说明你的个人卫生不够好，也会使你旁边的人感到不舒服。此时应及时就医诊治，以免延误病情、失礼于人。

（3）异响　在公众场合，除谈笑声外，像咳嗽、呵欠、喷嚏、吐痰、清嗓和呃逆等都是不雅之声，统称异响，在正式场合和礼仪应酬中应严防出现。若别人在大庭广众之下不慎出现异响，最明智的做法是当作未听见，若自己不慎发出声响，应及时向身边的人致歉。

（4）修饰　唇部没有汗腺，很容易干裂。与他人近距离交流时，嘴唇干裂也是很不礼貌的。男士也要保持嘴唇的滋润，整年都可以使用润唇膏防裂，选择无色、滋润型唇膏，只要轻抹一点，让唇部有滋润度即可。女士在社交场合使用浅颜色的口红会显得更精神、自信。唇间长有胡须，是男士的生理特点。男士若无特殊宗教信仰和民族习惯，最好不要蓄须，并应及时修须。

6. 耳部

（1）清洁　在洗脸、洗头、洗澡时应记住清洗耳郭，必要时还要清除耳朵内的分泌物。

（2）健康　若有冻疮、内耳疾患等问题将会影响个人形象、失礼于人，应注意保护与及时诊治。

（3）修饰　若耳毛长出耳朵之外，应及时修剪，不要置之不理、任其自由发展、随意飘摇，失敬于人。

7. 颈部

颈部与头相连，属于面容的延伸部分。因此应经常清洗颈部，使之清洁卫生，同时注意颈部皮肤保养，防止颈部皮肤过早老化与面部皮肤产生较大的反差。

二、妆容修饰礼仪

俗话说"三分长相，七分打扮"，成功的化妆是展示良好职业形象的关键手段。化妆是指利用化妆品按照一定的化妆技法对自己进行修饰打扮，使自己更加靓丽，需要遵循一定的原则和礼仪规范。在人际交往中，化妆能遮盖或修补容貌的缺陷，使人神采奕奕，陶冶情操，使自己舒心惬意。此外，化妆品的合理使用，还可起到保养皮肤、延缓衰老的目的。因此，进行适当的化妆是必要的，这既是自尊的表现，也意味着对交往对象的重视。成功的化妆能展示良好的职业形象。护士在工作岗位是否需要化妆？对此，不同的人有不同的观点：一部分人认为，护士打扮得光彩照人容易与面黄肌瘦的患者形成对比，增加患者的压力，因此，不需要化妆；一部分人认为，每个人都有对美的追求与享受，患者的形象不佳不等于他不接受美好的事物，相反，美好的形象能激发患者对美的事物的追求，从而起到心理治疗的作用，因此，护士应该化妆；还有一部分人认为，化妆属个人问题，可化可不化，别人无可厚非。根据护士的职业特点，我们认为护士在工作岗位上可着淡妆，其目的是体现得体大方的职业风貌，展示护士对工作的认真和爱岗敬业精神，激发患者对美好事物的追求和恢复健康的强烈欲望。但应明确目的，针对特点，掌握原则，注意禁忌。

（一）化妆的原则

1. 美观靓丽

化妆的目的是使自己变得更加美丽漂亮，衬托容貌，体现品位。因此，在化妆时要根据个人的面部特点，适度矫正、修饰得当，使人在化妆后扬长避短。化妆时，不要跟众成风或是自行其是、任意发挥、寻求新奇独特，有意无意将自己老化、丑化、怪异化。

2. 淡雅自然

通常化妆即要求美化、生动、具有生命力，更要求真实、自然、天衣无缝。化妆的最高境界是"自然而然"。即没有人工美化的痕迹，而好似天然生成得如此美丽。护士的妆面应以表现健康为主，整体给人的感觉应是洁净、大方、高雅、自然，切忌浓妆艳抹。

3. 得体协调

化妆是一门艺术，成功与否取决于个人的审美观和修饰技巧。高水平的化妆，强调的是整体效应，因此化妆时要讲究个性、身份、场合得体适宜，以体现出自己慧眼独具、品位不俗的气质。

（1）妆面协调　针对个人面部特点，化妆部位色彩搭配、浓淡应协调。

（2）全身协调　面部化妆还需与发型、服装、饰物相协调。色彩与服装色调应属同一色系，如穿粉红色工作服应用粉红色口红或唇彩，以自然出色为佳，不宜选用靓丽红色甚至黑色等。口红和指甲油最好同一体系，护士工作时指甲油应以无色透明为宜。

（3）身份协调　人们在人际沟通前要考虑自己的职业特点和身份，采用不同的化妆方式和化妆品。化妆要表现出一定的人格魅力，不能太俗和太单调，在校学生应遵守校规，不宜化妆。

（4）场合协调 化妆要与场合要求一致。如工作场合化妆宜淡，社交场合化妆可稍浓，舞会时的妆颜可以再靓丽一些。

（二）简易化妆的方法

护士的工作妆要求端庄，要严谨、规范、符合身份及年龄，能够体现美好的职业形象。因此应遵循简洁明快、淡雅自然、协调得体、扬长避短、方便实用的原则，体现护士高雅的气质。基本的化妆程序大致分为以下几步。

1. 束发

将头发向后梳拢，不使散发影响化妆。

2. 洁面护肤

用温水洗净面部与颈部的污物并擦干，用爽肤水轻轻拍打整个面部及颈部，再涂以护肤液。

3. 涂粉底

粉底的目的是遮盖瑕疵、调整肤色和脸型，使皮肤具有平滑、细腻的质感。通常选用与自己肤色接近的粉底霜或粉饼，从内到外、由上至下细致涂抹，做到厚薄均匀，不宜过厚，切忌忘记颈部位置。

4. 眼部化妆

（1）眼线 眼线可以修饰眼形，突出眼睛的立体感。画眼线时一般要画得紧贴眼睫毛，上眼线要长一些，从内眼角眼睫毛根部向外描画，下眼线从眼尾向眼睑中部画，在外眼角处不与上眼线交合，使双眼显得大而充满活力。

（2）眼影 眼影意在强化面部立体感，用眼影棒或眼影刷蘸取合适的眼影，沿着睫毛边缘，于眼尾处向眼内角方向 1/4 处涂抹，涂出眼影的层次感。眼影的颜色与服饰协调，多用单色。

（3）睫毛 上睑的睫毛用睫毛刷从睫毛根部向睫毛梢纵向涂染，下睑的睫毛要横向涂染。

（4）画眉 根据自己的年龄、性别、眉形和脸型进行画眉。掌握"从粗到细，从浓到淡"的原则，眉头最粗、颜色最淡、眉峰最高、颜色最深，眉尾最细。

5. 涂唇膏

选滋润型、鲜艳度低的唇膏将唇面涂匀。

6. 整体修饰

化完妆后，要看左右面部妆容是否对称、过度是否自然，整体发型、妆容、服饰是否协调，对不完善之处进行修补，从而使化妆效果更加完美。

（三）化妆的禁忌

化妆是修饰仪容的一种方法，是职业人士知"礼"的外在表现，但在化妆过程中如不注意遵循基本礼仪规范，将适得其反。

1. 禁忌当众化妆

工作妆一般在上班前或在专用的化妆间完成。无论是在办公室、护士站还是在其他社交场所化妆都是不合适的。在众目睽睽之下化妆有卖弄表演或吸引异性之嫌，既有碍于人，也不尊重自己。护士更应禁忌在患者面前化妆。

2. 禁忌妆面出现残缺

因上班时出汗或用餐等原因容易使妆面残缺，应及时自查，防止妆容出现残缺；一经发现应及时避人补妆，否则将给人一种懒惰之感。补妆时应在化妆间、休息室、更衣室、洗手间等无人场所进行。

3. 禁忌技法错误

化妆是一门技术，如果不熟悉化妆的方法，会使化妆引起相反的作用。例如画眉要突出眉头、眉峰、眉尾的位置，画出眉毛的立体感、自然感，不能从眉头至眉尾一蹴而就。

4. 禁忌离奇出众

化妆的目的是使自己变得更加美丽漂亮。除非为了舞台效果，化妆应避免追求新奇的妆容、过浓的艳妆，要遵循化妆的原则。

5. 禁忌借用他人化妆品

化妆者应随身携带补妆的化妆品，借用他人化妆品既不卫生，也不礼貌，故应避免。

6. 禁忌评论他人的化妆

化妆是一种私人行为，而且民族其肤色和个人文化素养有差异，对化妆有各自不同的习惯和风格，切莫自以为是地对他人的化妆加以评论或非议。

7. 禁忌不卸妆

化妆品对皮肤有一定程度的损害，化妆者临睡前要用洁面乳或洗面液洗脸，温水冲净擦干，不要让化妆品留在面部过夜。

三、发部修饰礼仪

著名造型师吉米说过："人们穿衣服随意一点可以，但是发型是整个精神面貌的焦点，就一定不能马虎。"

头发为人体之冠，在人际交往中，从古至今，人们都十分重视对头发的梳理以表示尊礼重道。美观、大方的发型可以体现出人们富有朝气的精神面貌，更能给人一种整洁、庄重、洒脱、文雅、活泼的感觉。护士在修饰头发仪容时要遵照整洁简约、得体大方的基本原则。要使自己有整洁、端庄的发型，在修饰头发仪容时应做到以下几点。

（一）清洁健康

1. 清洁

头发是一个人脸面中的脸面，护士应当自觉地做好头发的清洗、修剪和梳理，使之干净、整洁、整齐、无味、无渣屑，以维持完美的个人形象。污垢停留在头发上，会吸收油分和水分，易使头发干燥，引起静电；静电又易使头发吸收污垢，这种恶性循环的结果会加速头发发质的受损。可以通过科学洗发来保持头发健康，使之富有光泽和弹性。洗发的周期可根据环境、季节、头发的发质来确定，一般每周 1～2 次。一般人的发质分为干性、中性、油性三种。油性发质可适当增加洗发次数，但要注意防止因洗发过频造成的头发干枯现象；干性发质可减少洗发次数。洗发时宜用 40℃ 左右的温水，若水温过热，会减少头皮所需的油分，损伤发质。洗发时，以指腹揉搓发根、头皮，以免损伤皮肤。

2. 健康

健康的头发要从梳理、按摩、营养、养护等几个方面入手。

（1）梳理　梳理头发除了理顺头发、清除污垢外，还可以刺激头部神经末梢，并通过大脑皮层，调节头部的神经功能，促进血液循环和皮脂分泌，增进头发的生长。正确的梳头方法，可防止头发断裂和脱落，解除头发缠结。梳头时动作一定要轻，一般短发可从发根慢慢梳理至发梢。长发要从发梢逐段梳理至发根，梳通为止。头顶和后面的头发从前额发际开始由前向后梳理，两边的头发向左右两边梳。每日应梳发 2～3 次。梳子要保持清洁，防止梳子传染疾病。同时梳子的梳齿不要太锐利，不利于保护头发和头皮，梳齿以钝圆为宜。

（2）按摩　经常按摩可以促进血液循环，促进新陈代谢的正常进行，因此，应定期做头部按摩，促进头皮健康。按摩的方法是，五指分开，手呈弓形，指腹放于头皮上，手掌离头皮，稍用力向下按，轻轻揉动，沿着发际线由前额向头顶，再由头顶到脑后，做环状揉动。然后再由发鬓向头顶按摩。按摩时用力均匀，要使头皮在手指的揉动下自然地活动。每日 1～2 次。

（3）营养　健康的体魄、良好的心态、充足的睡眠是头发健美的基础，也是头发养护的必要条件。因此，健康的秀发必须从日常生活做起。饮食要注意均衡，通过合理的平衡膳食可以增加头发的光泽度，多进食富含纤维素和微量元素、蛋白质丰富的具有美发、护发功能的食物，如燕麦、黑芝麻、核桃仁、黑米、红豆、绿色蔬菜、香菇、海带、水果、鱼、蛋、奶类食品等。同时保证充足的睡眠，合理安排工作学习，注意劳逸结合，养成良好的生活习惯，保持心情舒畅，保障身体健康，为头发提供充足的营养，防止头发分叉、断裂、干燥和脱落。

（4）养护　保持健康的头发，在日常生活中就要注意保护，使头发免受烈日和某些化学药物的刺激。过度的日晒会使头发干枯变黄，因此，烈日下外出要用遮阳伞或戴帽子。洗发时应将洗发液、护发素冲洗干净。洗发后头发最好自然晾干，如用电吹风吹干则温度不宜过高；束发不要过紧。同时尽量避免或减少染发、烫发、卷曲或拉直头发等对头发有刺激的行为。护发用品种类较多，质量好的洗发护发用品一般都具有去除污垢和油脂、抑制头皮屑生长、改变头发状况、使头发保持健康状态的作用，但应根据个人发质的特点（干性、油性）选购和使用。

（二）长短适中

作为护理人员，无论男女头发长度适中即可，男女都不应超过极限，以至出现不男不女的现象。

（1）男性护理人员　一般都会选择短发，这样显得专业、干练。可留平头、分头，也可稍长，但不宜长发披肩或梳成小辫或挽成发髻。应做到不留长发，不剃光头，不染发、烫发，不理碎发，做到前不遮眉、后不及领、侧不掩耳，不留怪发型。

（2）女性护理人员　通常女士可留短发，显得精神干练，但一般不理寸头、光头。同时不应把头发染得五颜六色，把发型弄得怪异新奇。若是短发，头发自然后梳，两鬓头发置于耳后，不可披散于面颊，需要时可用小发卡固定。中长的头发前后以刘海儿不挡住眉、眼，后面不超过领线为宜，否则应挽起或用网套兜住。若是长发，在工作期间应将其紧紧盘绕在脑后，可以用发卡或头花固定，也可以直接戴网套，给人以精干利落的印象，同时也减少因长发披肩而导致的污染。

护理人员工作期间头发修饰后的长短原则为前不遮眉、后不搭肩、侧不掩耳。

（三）发型得体

1. 发型与年龄相配合

年轻人发型的线条要简洁、流畅，不宜复杂，使其富有青春活力。年长者不宜留长发，给人一种清纯幼稚的感觉，最适宜的发型是简洁的短发，给人以稳重、亲切、精神利索的感觉；如果留长发，应盘成较低的发髻，这种发型给人以高贵、典雅而又温婉可亲的印象。

2. 发型与脸型相配合

每个人的脸型不可能都长得标准，此时可借助发型来修饰脸型。椭圆形脸是东方女性的标准脸型，各种发型均合适；圆脸女性可将头顶头发梳高，会使脸部显得长一些，也可利用头发遮住两颊，使脸颊宽度减少；长脸女性可留刘海儿，也可将头发梳成两边饱满的发髻，使脸型丰满。其他脸型的发型选择应以能扬长避短为宜。

3. 发型与体形相配合

人的体形有高矮、胖瘦之别，发型是体形的组成部分，不同体形应选择不同的发型与之相适应。身材瘦长者可以长发飘逸，不宜盘高发髻或将头发削剪得太短；体形瘦小者应选择精巧别致的短发，或高盘的发髻，不宜长发披肩；体形高大者宜留简洁的短发；体形矮胖者可选择有层次的短发，亮出颈部以增加一定高度，整体给人以向上的趋势。

4. 发型与职业相配合

发型能反映出一个人的文化素养，品味高低。职业女性应梳清秀典雅的发型，体现稳重、干练、成熟的特征。护理行业的发型以干净利索为美。

5. 发型与场合、服饰相配合

发型应与服饰相配合才能体现整体美。庄重场合穿礼服时，可将头发挽成发髻，显得端庄、高雅；着运动装时，可将头发束起，给人以活泼、潇洒的感觉。着工作服时，应梳理与职业相适应的发型。总之，发行的变化很多，必须与场合、服饰配合恰当才会给人以整体美的形象。

（四）发饰端庄素雅

护理人员工作时，原则上不宜佩戴颜色艳丽的发饰、发网，而应采用与头发颜色同色系，以素雅端庄为主色调，并避免过于鲜艳、夸张的发饰。

四、表情修饰礼仪

表情是一种无声的体态语言，可以以不同的形式表示出人瞬间变化的内心世界，每一细微变化都可能向外界传递某种信息。因此，表情是护士与患者相互交流的重要形式之一。面部的表情主要是通过眉、眼、口、鼻及面部肌肉来表达。眼是传递信息最有效的器官，眉是眼的伙伴，两者联合起来就可以眉目传情；口、鼻协同面部肌肉亦能表达情感。通常这几部分不是分别表达情意，而是协同行动，共同表达传递情感。

护士的面部表情禁忌出现高傲、待人冷冰、厌烦、嘲笑或其他面容表情，应体现亲切、自然、沉稳，给人以安全的信赖感，使患者感受到生活的美好，从而利于护患交流与合作，利于患者康复。临床工作中，护士一定要学会正确地运用表情。在千变万化的表情中，眼神和微笑的运用是至关重要的。

（一）眼神

眼睛是心灵的窗口，即使看不到整个面部表情，它也可以明显、自然、准确地展示人内心深处所有的语言、感情、态度、情绪等心理活动。所以有人说：人的眼神和嘴巴说的话一样多。眼神是传递信息十分有效的途径和方式。眼睛是护士传递、接受信息最多的方式之一，护士必须熟练掌握与运用。这种借助于眼神所传递的信息称为眼语。它的构成包括部位、角度、时间、方式、变化五部分。

1. 部位

部位是指人际交往中目光所及之处。按照礼仪要求，当与人相处时，可以注视对方的双眼，表示自己在全神贯注地倾听对方的谈话，但时间不宜过久，以免双方尴尬。不宜注视其头顶、大腿、脚部或手部等，或是"目中无人"。对异性而言，通常不应注视其肩部以下，尤其是不应注视其胸部、裆部、腿部。社交、公务场合允许注视的常规部位有双眼、额头、眼部至唇部。护士在与患者进行交往中，其目光注视的部位往往与双方距离的远近及工作内容有关。在接待患者或与患者交谈时，可将对方的整个面部作为注视区域，并要注意最好不要聚集一处，以散点柔视为宜。在给患者进行护理操作中，可将病变部位、护理部位作为注视区域。双方相距较远时，要以对方的全身作为注视点。

2. 角度

角度是指目光发出的方向。在与他人交往时，目光的角度反映与交往对象的亲疏远近。护士工作中需在不同场景采取不同的注视角度。在接待患者或家属时可使用正视（平视，视线呈水平状态），表示双方地位的平等；护士在为卧床患者进行各项操作时常用俯视（低头向下注视他人或部位），以示爱护之意。侧视是正视的一种特殊情况，护士居于患者一侧时，应面向对方，平视看对方。仰视是抬头向上注视他人，工作中很少用到。

3. 时间

时间是指交往双方注视对方的时间长短，交谈中听的一方通常应多注视说的一方。注视的时间不同，代表的意义不同。

若谈话时心不在焉，东张西望，或由于紧张、羞涩不敢正视对方，注视对方的时间不足全部时间的 1/3，表示瞧不起对方或没有兴趣，不易赢得对方的信任。表示友好时，注视对方的时间应占全部时间的 1/3 左右。若注视对方的时间占全部时间的 2/3，表示关注对方，用于听取报告、请教问题或护士为患者进行入院评估。若注视对方的时间超过了全部时间的 2/3，表示对对方产生了敌意或产生了兴趣。

4. 方式

方式是指社交场合注视他人的方式。在社交场合注视他人的方式很多，如直视、凝视、盯视、虚视、扫视、环视、睨视、眯视、他视等。但护士在与患者交流时宜采用直视，直视是指直接注视交往对象，其表示认真、尊重，适用于各种情况。若护士直视对方的双眼，称对视，表明自己大方坦诚，关注对方，使对方感到备受尊重。

5. 变化

变化是指在人际交往中，注视对方时眼睑的开合、瞳孔的变化、眼球的转动、视线的交流等。

（1）眼睑的开合　人的内心情绪变化或情感传递，会使其眼睛周围的肌肉运动，从而使其眼睑的开合也产生改变，例如，瞪眼、眯眼、闭眼、眨眼等。

（2）瞳孔的变化　瞳孔的变化往往也不由自主地反映着人的心理活动。平时变化不大，若突然变大，发出光芒，表示惊奇、喜悦、感兴趣；若突然缩小，黯然无光，表示伤感、厌恶，毫无兴趣或无所谓。

（3）眼球的转动　若眼球反复转动，表示在动心思。若悄然挤动，表示暗示。

（4）视线的交流　在人际交往中，与他人交流的视线，常可表示特殊含义，表示爱憎、尊敬、补偿、威吓、回绝等。其具体做法因人、因事而异。与他人交往，不交流视线不行，交流视线不当也不行。

在人际交流中它们时时变化，协同行动，共同演绎着情感传递。

护士在与患者交流时应适当运用眼语，一般与老年患者交流时，目光应示恭敬；在患儿面前应表示爱心；对康复的患者应表示祝贺；对失去亲人的家属应表示同情、哀思。避免鄙视、蔑视、轻视的目光。此外，当护士在病房与众多患者进行交流时，要注意目光注视的均衡性，即不时地环视（指有节奏地注视不同的人员或事物，适用于同时与多人交往，表示自己"一视同仁"），使目光落在每个人身上停留的时间和次数大致均等。避免注视的"失衡性"，让人产生被冷落或被轻视的感觉。此外，护士还应会"阅读"对方目光的语言，从患者的目光变化中分析其内心活动，以便及时给予优质护理服务。同时特别要注意患者疑虑、忧伤、烦躁、惊恐、喜悦的目光表达，以便及时调整自己谈话的内容和目光表情。

（二）微笑

笑容是人们在笑的时候所呈现出的面部表情，其通常表现为脸上露出喜悦的表情，有时还常常伴以口中所发出的欢喜的声音。笑容是一种令人感觉愉快的，既悦己又悦人，可以发挥正面作用的表情。它是人际交往的一种润滑剂。笑容是一种世界通用的"语言"，可打破语言和国度的界限。古人云"笑一笑，十年少"，说明适度的笑，是有利健康和修身养性的。护理工作人员的微笑能减轻患者的疾苦，促进患者身体健康。因此，"微笑"是护理工作的一个重要组成部分。

日常生活中，笑的种类很多，绝大多数属于善意，符合礼仪的六种笑容有含笑、微笑、轻笑、浅笑、大笑、狂笑。

在所有笑容里微笑是最受欢迎的、最自然大方且最为真诚友善的，因此，被称为基本笑容或常规表情。它是礼貌待人的基本要求，是心理健康的一个标志。特别是对于女性和医护人员来讲，一个关心的微笑，会大大缓解患者身心的痛苦和压力，因此应用最广。微笑是美的象征，是礼貌的表示，是爱心的体现，更是护理工作的一种常规面部表情，是优质护理服务不可缺少的重要内容。

1. 微笑的本质

微笑的本质在于自信、热情、友好，微笑是其最充分、最全面的体现。它可以展示出心境良好、充满自信、真诚友善、乐于敬业的品质和性格。护士的微笑可以使患者感到自然放松，加深理解，缓解紧张，消除误会、疑虑和不安，因此，微笑被视为"参与社交的通行证"。

2. 微笑的作用

微笑是人际交往的常规表情或标准表情。同事的微笑，会使你感到心情舒畅，老师的微笑会使学生增添信心，护士的微笑会给患者带来温暖和希望，从而增添战胜疾病的勇气和信心。

严肃抑郁的面部表情会让患者情绪低落、萎靡不振。微笑的面部表情给人一种亲切感，可以感染和调节患者的情绪，缩短护患之间的距离，消除护患之间的陌生感和恐惧感，让患者感到温馨，产生愉快，在一定程度上驱散患者的烦恼和忧郁，创造和谐的病房气氛。此外，护士的微笑是护患交往的润滑剂。当护士与患者产生纠葛时，微笑可以消除双方隔阂，若能以微笑面对患者，往往可以消除误会，用文明的方式解决问题。护士在工作中若能从微笑开始，以微笑结束，必然会获得患者的满意，从而得到良好的护理效果。

3. 微笑的方法

微笑是一种健康、文明的举止，微笑一定要坦诚，发自内心，切不可故作笑颜、假意奉承。如何使笑容显得更加可爱、美丽，也是非常需要注意的问题。微笑时：面部肌肉放松，眉头自然舒展，双眉微微上扬，目光柔和发亮，双眼略微睁大，嘴角微微向上翘起，嘴唇略呈弧形，以不露牙齿或露出上齿的六至八颗牙齿为宜（见图 3-2），使面部看上去显露笑意。笑时不牵动鼻子、不发出声音，但必须注意使眉、眼、鼻、口、齿以及面部肌肉相互协调，同时与相应的眼神配合，只有如此微笑才会发自内心，渗透感情，自然流露，否则便会笑得十分勉强、做作、虚假，变成皮笑肉不笑甚至媚笑、奸笑等。同时，微笑不是静态的，与人交流时面部一样可以呈现笑意、声情并茂。

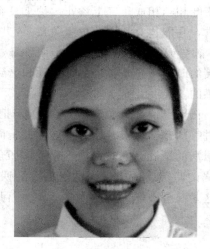

图 3-2　微笑

4. 微笑的练习方法

（1）咬筷子练习法　面对镜子，用门牙轻轻地咬住筷子，把嘴角对准筷子，两嘴角微微翘起，连接嘴唇两端的线与木筷子在同一水平线上，保持这种状态 10 秒钟后，轻轻拔出木筷子，维持原状态。

（2）e 字微笑练习法　对着镜子发英文字母 "e" 音，同时注意发轻音。

5. 微笑的注意事项

（1）微笑要掌握要领　微笑是护士最好的 "化妆品"，因此应掌握微笑的要领，合理运用。

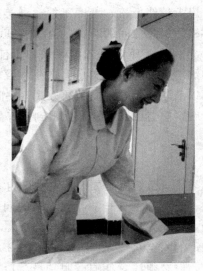

图 3-3　微笑服务

（2）微笑要自然真诚　护士的微笑应当"发乎情，出乎心"，即"声情并茂"，才能体现美好的心灵，透出内心的纯真，才是自然大方的流露，是真诚友善的传递。笑的时候表里如一，才会令笑容与举止、谈吐相辅相成，锦上添花。护士只有用"诚心"托起的微笑才会让患者和家属感到信任与尊重，才能建立和谐的护患关系。（见图 3-3）。

（3）微笑要表现和谐　微笑从直观上看就是眉、眼、鼻、口、齿以及面部肌肉和声音所进行的协调行动。因此在笑的时候，要是各个部位运动和谐到位，不温不火，否则就会出现失真、毫无诚意、毫无美感的"笑"。

（4）微笑要注意适度　任何事情都有"度"，应当善于把握而不能随意滥用。微笑要适应场合与环境需要，不合时宜的笑会适得其反。例如，护士面带微笑地告诉患者家属一个不幸的消息时，就会有幸灾乐祸的嫌疑。同时，护士在工作场合不能出现失礼失仪的笑，例如矫情造作的假笑、幸灾乐祸的暗笑、话中带刺的讥笑、阿谀奉承的媚笑、看人出洋相的窃笑、不怀好意的狞笑等，这些都会破坏护士的整体形象。因此，护士应在适宜的场合适宜地笑，让笑发自内心，更有魅力。

五、肢体修饰

肢体是礼仪的载体，是礼仪活动中的重要组成部分，许多礼仪形式都是通过肢体各部位器官的协调一致来完成，所以，身体肢体的修饰也同样不可忽视。

（一）手部的清洁和修饰

1. 手

手是人体最灵活的器官，也是人际交往中使用最多的一部分，因此，手被称为人的"第二张名片"。在临床护理工作中，绝大部分的护理操作都是通过护理人员的手来进行的，因此，护理人员的手的清洁与卫生对防止交叉感染及维护护理人员的形象来讲尤为重要。

（1）洗涤　在我们的日常生活和工作中，无论是献茶、敬酒，还是握手、递名片、签字等，我们的双手始终处在醒目之处。对于工作岗位上的护士来说，手也是接触人和其他物体最多的地方，出于清洁、卫生、健康的考虑，双手要洗得更勤一些。在用餐之前、接触食物或精密仪器之前，拿过脏东西、去过洗手间、护理患者前后的洗手的重要性更加明显。

（2）护手　手是人的第二张脸，除了要养成勤洗手的习惯外，还要保护好它，及时涂抹护手霜。一双保养良好、干净、有质感的手，会给人以美感；而一双粗糙、有损伤或看起来不干净的手，往往会影响到别人对你的印象。若有皮肤病不仅要及时治疗，而且应尽量避免与他人接触。

（3）指甲　首先，不要留长指甲。护士不许留长指甲，因为长指甲容易藏污纳垢，给人以不卫生的形象，同时护理操作中也易误伤患者。因此，指甲一定要经常修剪。修剪时，应同时清洁手指甲沟附近的皮肤，指甲的长度不应超过手指尖。其次，护理人员的指甲不要过于修饰，不可为了美观和时尚在指甲上涂抹彩色指甲油或艺术绘画，这与护士的身份、工作不协调。此外，禁止在任何公众场合出现修剪指甲或用牙齿啃指甲等不文明、不礼貌、不卫生、不雅观的举止。

2. 肩臂

职场人员最好不穿无袖服装，避免腋下"走光"。社交礼仪要求，在正式的政务、商务、学术、外交活动中，人们的手臂，尤其肩部，不应当裸露在衣服之外。护士更不宜穿无袖装工作，这是修饰手臂最重要的一点。此外，如果手臂有缺陷，例如恐怖的疤痕，则不宜着短袖工作服，应着长袖工作服以给人以完好的形象。

3. 腋下

（1）腋毛　腋毛属于个人隐私，在他人面前，尤其是在外人或异性面前，是不应当为对方所见的，被人看到很失礼。这在他人眼中是极不美观的，尤其是女性更应注意。在正式场合不要穿会令腋毛外现的无袖服装。而在某些特殊场合，比如晚宴、酒会，需要穿无袖外衣或礼服时，应注意剃除腋毛，不能使其外露。

（2）气味　人体出汗时，腋下的汗腺就会产生气味。尤其是夏天，如不勤洗澡，会使体味恶化，严重时会让周围的人无法忍受。腋下的异味会毁掉一个人在职场中的良好形象，在我国，绝大部分人对这种气味都很敏感，无论你多么有才能，都会成为不受欢迎的人。缓解腋下气味的最佳方式有勤擦洗、勤更换衣物或者使用一些去除异味的产品，比如香水；如果是健康问题引起的，可到专业医院动手术去除，例如腋臭。

（二）腿脚

在人际交往中，人们常常有"远看头，近看脚，不远不近看中腰"的习惯，腿脚虽然只是一个人职业形象的一小部分，却是整体形象的一个闪光点。在近距离之内常为他人所重视，在修饰仪容时不可偏废。腿脚部的修饰应当注意以下两点。

1. 腿部

正式场合，男士不应暴露腿部，即不宜穿短裤。女士在正式场合可以穿长裤、裙子，但不应穿短裤或过于暴露的超短裙。女士在穿裙装时裙长应该过膝,并应配以合适的袜子。护士若着裙装时裙长过膝但不应超过护士服下摆,并配以肉色或浅色的长袜。无论是长袜还是短袜,袜口均不能露在裙摆或裤脚之外,不能裸露皮肤。

2. 脚部

(1) 保持清洁 人在行走时,脚部运动最多,也最容易出汗,在正常情况下,应保持脚部的卫生,所以,我们每天要勤洗脚,勤换鞋子和袜子。如果不认真清洗脚部,就很难有清洁可言了。勤洗脚不仅是礼仪的需要,也是健康的需要。为了避免脚臭,我们还应该勤换袜子,尽量做到每天一换,避免穿有异味的袜子。同时,穿着被染色和已经被污染的袜子也是不礼貌的。必须勤换鞋子,避免其内部产生异味。平时还须注意鞋子保洁的问题。在穿鞋前,务必要细心清洁好鞋面、鞋跟、鞋底等处。

(2) 严禁裸露 一般在正式场合应穿袜子,否则不美观又可能被人误会。护士上班时,应穿规定的工作鞋,并做到清洁、舒适、方便、美观,不可穿一些有可能使脚部过于暴露的鞋子,如拖鞋、凉鞋、镂空鞋。此外,不要在他人面前脱下鞋子,更不要脱下袜子搔抓脚部。这类不良习惯,有损个人形象。

<hr>目标检测<hr>

【选择题】

1. 护士小李,刚进入临床实习,在画眼线时,下面哪种方法是正确的 (　　　)。
   A. 上眼线画眼长的 1/3　　　　　B. 上眼线画眼长的 2/3
   C. 下眼线画眼长的 1/3　　　　　D. 下眼线画眼长的 2/3

2. 张大夫,男,50 岁,头发稀少,你认为他适合什么样的发型 (　　　)。
   A. 短发　　　　　　　　　　　　B. 卷发
   C. 长发　　　　　　　　　　　　D. 蓬松的发型

3. 戴燕尾帽时,下列哪项不符合要求 (　　　)。
   A. 长发应整齐无异味,头发颜色最好是自然色
   B. 如果是长发要盘起,用发网套好,前不过眉,后不过领
   C. 短发不要超过衣服领口
   D. 固定燕帽的发卡,最好用于帽同色的发卡

4. 护理人员在与患者交流时,下列哪项不是眼语的构成因素 (　　　)。
   A. 注视时间　　　　　　　　　　B. 注视角度
   C. 注视对象　　　　　　　　　　D. 注视部位与方式

5. 护士小李在为患者打针时,用眼睛专注地看着注射部位,这种目光属于 (　　　)。
   A. 凝视　　　　　　　　　　　　B. 盯视
   C. 扫视　　　　　　　　　　　　D. 直视

6. 护理人员在同时征询多位患者的意见时,应用什么样的目光表示"一视同仁" (　　　)。
   A. 凝视　　　　　　　　　　　　B. 盯视

C. 扫视   D. 环视

7. 笑的关键在于善用（　　）。

A. 眉毛   B. 鼻子

C. 嘴巴   D. 眼睛

8. 在临床护理中，护理人员最恰当的笑是（　　）。

A. 轻笑   B. 浅笑

C. 微笑   D. 含笑

9. 下列哪项是微笑的标准（　　）。

A. 笑时不出声，不露齿，面含笑意

B. 笑时嘴角向上翘起，唇部略弧形，牙齿不外露

C. 笑时嘴巴微微张开，上齿显露在外，不出声响

D. 笑时抿嘴，下唇大多被含于牙齿之中

10. 肢体是礼仪的载体，是礼仪活动中重要的组成部分，下列说法不正确的是（　　）。

A. 在日常生活中应勤洗手，勤剪指甲

B. 职场人员可以穿无袖服装

C. 腋毛属于个人隐私，不能使其外露

D. 护士着裙装时，裙长过膝但不应超过护士服下摆

【简答题】

1. 护士在工作中应如何运用微笑？

2. 作为一名护理专业的学生，你将如何在日常生活中修饰自己的仪容？

第四章 护士的举止礼仪

中华民族的文化源远流长，经过五千年的历史演变，更是逐渐形成了一套完整的礼仪修养和规范。古语说"站有站相，坐有坐相"，中国在古代就对人的举止行为做过严格要求。随着社会文明的发展，温文尔雅，彬彬有礼更是成为现代人的一种文明标志。护士作为社会群体中服务大众的特殊群体，与患者，患者家属，其他医务工作者，朝夕相处，日夜相伴。随着人们对医疗卫生服务要求的不断提高，护患模式的不断改变，护士角色也发生了巨大变化。风度优雅的护士体态礼仪更是不可缺少。所以，想成为一名合格的新时代护士，就必须进行护士体态礼仪的培训。

第一节　举止礼仪概述

导入情景

病房里患者李先生的点滴快输注完了，便按了床头铃。不一会儿，护士小李踢开病房的门，满头大汗地跑了进来，一屁股坐在李先生床旁的椅子上，并用衣袖擦着汗，还不自觉地叹着气，拔了针后叮嘱李先生好好休息，转身又快速跑了出去。

● **想一想** ●
护士的这种仪态让病房里的患者有怎样的心情？

一、体态的概念

1. 体态的概念

体态，即身体的姿势、形态，是一个人在人际交往过程中所表现的各种姿态。其主要包括站、坐、走、蹲、卧、趴、手势等。体态千差万别，含义也大相径庭。一个人的体态在很大程度上，反映了这个人的文化修养及对其他人尊重与否，它犹如人的一种"身体语言"，虽然无声，却能客观动态地反映人的思想变化。护士的体态礼仪是指在护理过程中，护士的表情、姿势、动作等的规范和要求，是护理礼仪的重要组成部分。

2. 体态的意义

现实生活中，我们对一个人的评价，往往来源于对他的一言一行、一举一动的观察和概括。个人的礼仪素质及对他人尊重与否直接反映在他的体态上。所以，有人说体态就像人内心活动的一面镜子，稍有不慎，全盘皆输。现代社会人们推崇的气质、风度往往是指训练有素的、优雅的、富有魅力的举止。护理职业是展现女性力与美的职业，善良仁爱的"白衣天使"，是外在美与内在美的有机统一体，所以护士不仅要有端庄大方的外表，更要有风度优雅的体态。同时，护士的体态还可以传递一定的信息，也成为护患沟通的重要方式之一。所以正确掌握和灵活运用护士的体态礼仪，在护理工作中是非常重要的，而且是非常必要的。

二、体态的功能和意义

体态语言在人们交往、表达思想感情时占有非常重要的地位。护理学创始人南丁格尔说："护理是科学与艺术的结合。"因此，我们在护理工作中强调，作为一名合格的护士，不仅仅要具备专业的理论知识和实践技能，同时，还必须要能准确熟练运用体态语言。具体来说，体态具有以下功能。

1. 表露功能

简单解释即表达功能。人在交际过程中，有时会情不自禁地做出某种表情或手势，这是内心情感的真实表露。同时，体态还可以用间接、隐晦、婉转的方式，表达口头语言难以表达的信息，从而避免双方尴尬，使沟通能够顺利进行。

2. 替代功能

体态可以替代口头语言，直接与人进行信息的交流与沟通。由于表现形式突出，而且活跃，当运用体态得体时，甚至可以达到"此处无声胜有声"的效果。

3. 强化功能

体态往往伴随着有声语言，二者有机结合不仅使表达更加的顺畅，更对有声语言起到补充、强调的作用，从而确保语言的准确、有力。

4. 调节功能

体态可以起到暗示作用，调节沟通双方关系，使对方做出积极的反映，加强沟通双方的互动。

第二节　常见举止礼仪

导入情景

一天，护理人员小张推着治疗车准备去各个病房进行护理操作，在途中遇见了家属前来询问，在讲解过程中小张不自觉地将手插入工作服口袋，倚靠在走廊的墙壁上与家属交谈，当她抽出手时，一不小心弄掉了口袋里装着的笔，她立刻就面对患者弯上身捡起了笔。

● 想一想 ●

1. 护理人员小张的行为举止会留给患者家属怎样的印象？
2. 护理人员应该具备怎样的举止礼仪？
3. 你觉得护理人员应该有什么样的举止行为？

在日常的护理工作中，护士保持良好的体态一方面可以增加患者对护士的信任感，使患者能更加积极主动地配合治疗和护理，从而使患者早日康复，缩短病程，节约成本；另一方面可增加护理美感，满足患者的精神需要。护士的常见体态包括站姿、坐姿、走姿、蹲姿和手姿。总的原则应为文雅、健康、有朝气。现代护士要做到：站立有相、落座有姿、行走有态、举手有礼。

一、站姿礼仪

站姿，又称站相或立姿，是人在站立时所表现出的姿态，是人最基本的姿态，也是其他一切姿态的基础。站姿是一种静态的姿态，护士良好的站姿能显示出她自信、挺拔、稳重、礼貌的风采，并给他人留下美好的印象。站姿又包括基本站姿、标准站姿和沟通站姿三种。

（一）基本站姿

1. 基本要求

护士站立时头正颈直，下颌微收，双眼平视，嘴角微微上翘。两肩外展，双臂自然下垂，双手虎口朝前，下垂在身体两侧。同时挺胸收腹，收臀并膝，两脚脚跟并拢，脚尖自然分开，呈 45°～60°，重心落于两脚掌中间，此站姿多用于同事之间的交谈时使用。见图 4-1。由于性别的差异，男女护士的站姿有所不同，女护士要求优美，男护士更侧重于稳健。男护士双脚可并齐，脚尖自然分开，也可平行分开，但不超过肩宽。

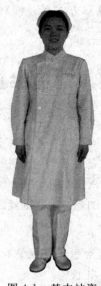

图 4-1　基本站姿

2. 错误站姿

切忌表情自由散漫、驼背、耸肩、撅臀、两腿弯曲等。站立时间较长可以一腿支撑，另一腿稍放松，保持自然随和。但是随便倚重在患者床旁、墙边、桌子上，都会给人敷衍，懒散的感觉，影响护士的圣洁形象，是不允许的。

（二）标准站姿

1. 基本要求

在基本站姿的基础上，保持头平、颈直、肩夹、背挺，双脚呈 V 形，双腿并齐，收腹提臀，双手交叉于身前，右手在上，左手在下，掌心向内，两中指重合，手指并拢垂直向下。多用于迎送患者、前台导医、交接班等，见图 4-2。

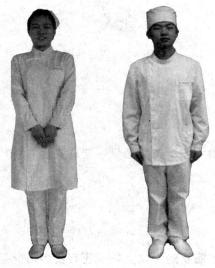

图 4-2　标准女性、男性站姿

2. 错误站姿

切忌表情自由散漫、驼背、耸肩、撅臀、两腿弯曲等。站立时间较长可以一腿支撑，另一腿稍放松，保持自然随和。但是随便倚重在患者床旁、墙边、桌子上，都会给人敷衍，懒散的感觉，影响护士的圣洁形象，是不允许的。手指上翘或内勾，双臂架起，都会让人感觉小气，做作。

（三）沟通站姿

1. 基本要求

在基本站姿的基础上，双脚呈丁字步，左脚在前，右脚在后，左脚的脚跟紧靠右脚脚弓处，重心落在前脚上，身体向前微倾，双臂自然下垂，右手在腹前轻握左手，左手呈空拳状，右手拇指伸于空拳中，其余四指轻轻搭在左手上，手腕上扬。此站姿多用于护士与患者

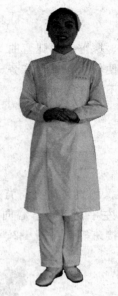

图 4-3　沟通站姿

沟通和交流上，见图 4-3。

2. 错误站姿

重心不稳，左摇右晃，给人不稳重的感觉，架肩支起双臂，有做作之嫌，旁人能看见左手的手指等。

二、坐姿礼仪

护士在日常工作中，除了需要经常站立外，还有很多情况是需要在坐姿下完成的，如看病案、书写护理记录、接听电话等。因此，拥有端庄、稳重、文雅、舒适的坐姿是十分必要的。

1. 基本要求

在站姿的基础上，后退一步，后边的一条腿轻碰椅子，落座前用手在身后把护士服下摆捋平，轻轻落座，臀部位于椅子前 1/2 或 2/3 处，上身挺直，双肩放松，下颌微收，两腿并拢，小腿略后收或小交叉。女士双腿必须并拢，双脚可并齐或前后放置。双手自然交叉或相握放于上腹或大腿上，见图 4-4。男士双腿可略微分开，但不宜超过肩宽，双手分别置于两腿上，见图 4-5。

2. 错误坐姿

入座时，双腿劈开，双腿抖动，椅子坐的太慢，臀部坐满椅子，懒洋洋靠在椅背上，跷二郎腿，用手支撑下巴或玩弄衣襟，挖耳朵，抠鼻子等。

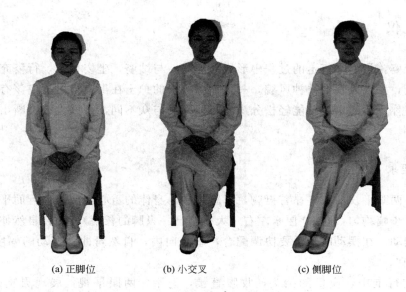

(a) 正脚位   (b) 小交叉   (c) 侧脚位

图 4-4   女性坐姿

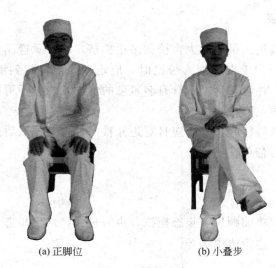

(a) 正脚位   (b) 小叠步

图 4-5   男性坐姿

3. 就座注意事项

（1）就座顺序   与他人一起就座时，一定要讲究先后顺序。一般情况下，请位尊者先就座，平辈之间或亲友之间可同时就座。尤其注意，抢先就座是失态的一种表现，是禁止的。

（2）正确的就座方向   在条件允许的情况下，通常遵循"左进左出"的原则，即从左侧一方走向自己的座位，从左侧的一方离开自己的座位。

（3）落座无声   无论在什么场合，就座离座时，均应做到不慌不忙，落座无声，这是自身修养的一种体现。

三、走姿礼仪

又称为行姿，指人在行走的过程中形成的姿势。与站姿，坐姿相比，行姿充分体现了护士的动态之美，意气风发的精神风貌。一名训练有素的护士在街上行走，应该有那种在千百人中，能单凭你背后的走姿就能轻松分辨出与他人的与众不同，可以大致推断出你的护士职业的效果。

1. 基本要求

行走中，两眼平视前方，昂首挺胸，以胸带步，身体的重心随两腿前行而平移，不拖脚不发出声响，步幅均匀，在30厘米左右（大概自己一只脚的长度），两臂自然伸展、一前一后有节奏地摆动。在摆动时，手要协调配合，掌心向内，自然弯曲。摆动的幅度不要过大，以30°左右为宜。

男护士在行走中，应挺胸抬头，收腹直腰，肩平，两眼平视，展现男士豪健的阳刚之气。

2. 不同情况下的行姿

（1）上下楼梯 医院里人员流动大，楼梯多很拥挤，应自觉遵循右上右下，单行行走的原则，保持楼梯的通畅。护士在为他人带路时，应走在人前，起到引导作用，不准并排行走，更应避免边走边谈，注意安全。不管有多紧急的情况，护士不可推挤他人或在人多的楼梯上快速奔跑，防止发生危险。

（2）排队 需要排队等待时，护士应自觉遵守秩序，按照先来后到的原则，与他人保持距离，不可插队，亦不可催促。

3. 错误行姿

高低肩，弯腰驼背，瞻前顾后，步态拖拉，声响过大，八字步态，体不正，在病房重步且慌张急迫，边走边吃，边走边说笑等。

四、蹲姿礼仪

蹲姿即护士下蹲的姿势，是护理人员常用的姿势之一。多用于拾捡物品、整理床旁桌等。

在站姿的基础上，后撤半步，前腿高，全脚掌着地，后腿低，半脚掌着地，上身保持正直，重心落于两脚之间，下蹲时护士用一手背在身后，抚平衣裙，双手顺势放于两腿中间，压紧裙摆，见图4-6。

禁忌面对他人下蹲、背对他人下蹲，下蹲时双腿平行叉开即"洗手间姿势"，这都是对别人的不尊重。下蹲时低头、弯背，或弯上身，翘臀部，尤其是女性穿短裙时，这种姿势十分不雅。

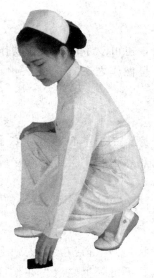

图 4-6　正确蹲姿

五、手姿

手是人体最灵活的一个部位，法国大画家德拉克洛瓦认为："手应当像脸一样富有表情。"手姿，又叫手势，即人的双手及双臂在特定的情况下，按照规定或习惯所作出的动作。所以手姿是最丰富、最具表达力的身体语言。古罗马的政治家西塞马说过："一切心理活动都伴有指手画脚等动作"，这句话从侧面反映了手姿的重要性。

手姿可以是静态的，亦可以是动态的。在人际交往中，恰当地运用手姿，不仅可以准确地传达意思，而且更加生动形象，易于理解，传递感情。

（一）基本手姿

1. 垂放

双手自然下垂，掌心向内，紧贴于两大腿的外侧，或双手自然下垂，掌心向内，叠放或相握于下腹部。此手姿多用于站立时，显得人比较挺拔，而且多用于正式场合，显得正式、庄重。

2. 背手

抬头挺胸，双臂伸于身后，双手相握。多用于男性行走或站立时。此手姿既可显示出威严，又可自我镇定。

3. 自然搭放

护士与患者或患者家属交谈时，身体尽量靠近桌子或床尾，上身挺直，将手自然放于身旁的桌面或床尾床栏上的一种手姿。

4. 持物

即用手拿东西的方法。可单手，也可双手。要点：动作自然，轻柔，五指自然并拢，用力均匀。切忌翘起小指或无名指，呈做作之态。

5. 鼓掌

用来表示祝贺、欢迎的一种手势。左手掌心朝上，右手掌心朝下，有节奏的掌心互拍。有时为了表示场合的隆重，情感的热烈程度，会起身站立鼓掌。禁忌鼓倒掌，和大多数人鼓掌节奏、时间不同步等。

6. 夸奖

主要用于表扬他人。手呈握拳状，伸出拇指，指尖朝上，指腹面朝向被夸奖的人。禁忌将手指向自己的鼻子，有自高自大、不可一世之意。亦不可将拇指竖起来反向指向他人，有藐视之意。

7. 指示

多用于引导来宾，指引方向。护士的站姿，一只手自然放于体侧，另一只手从体侧抬起，手臂自然弯曲，掌心向上，手指并拢，手臂的延长线指向来宾要去的方向。切记视线与指示方向保持一致。禁忌视线与指示方向相矛盾，使来宾迷惑。

8. 与人道别

右手轻轻抬至身体的右上方，与头部相平齐或略高，手指并拢，掌心向外，左右挥动。此手姿多用于与他人道别时，是工作和生活中常用的手势之一。

（二）错误手姿

1. 易于引起误解的手姿

一般有两种情况会出现引起他人误解：一是个人习惯，不通用也不被别人理解的手势；二是不同文化背景，赋予相同的手势不同的含义。比如同样是挥手打招呼，北美人是举臂，张开手，来回摆动。意大利人和希腊人仅用手指向内勾动。

2. 不卫生的手姿

在他人面前抠鼻子、剔牙、挠痒痒、抠脚等，这些手姿不仅不卫生，而且很不礼貌。

3. 不稳重、失敬于人的手姿

与人见面时，双手乱摸、乱动或因紧张做出折衣角、咬手指、挠头等手姿，都会给人不稳重的感觉。尤其是在正式场合，有长辈或尊者在场，更是应该禁止。

4. 手姿应用过于频繁，给人张牙舞爪的感觉

第三节 护理工作中的举止礼仪

导入情景

一天早上，护士小张推车去做护理操作，只见她一只手拉着治疗车，一只手拿着治疗卡走在病房走廊上，进入病房时一手端起治疗盘，与从病房出来的家属擦肩而过，差一点打翻治疗盘的药物。

● **想一想** ●

1. 小张护士上述举止行为有错误吗？
2. 如果你是小张，你会怎样做？

护理工作是一项实践性特别强的工作，工作的主要场所在病房，护士与患者接触时，良好有效的沟通，大方得体的举止，干净利落的操作，都会给患者极大地信心，不仅可以满足患者对护士形象美的需求，更可以从护士身上感受到健康的希望。

一、护理工作中举止礼仪的基本要求

1. 凡事礼字为先

中国是一个礼仪之邦，人与人之间的交往皆以礼字为先。护士工作的环境又是公共的社会场所，更是需要以礼为纽带，影响他人，重塑自我。护士应尊重风俗，遵循约定，努力创造一个文明、和谐、舒适的环境，以适合患者的治疗和休养。

2. 站有站相，坐有坐相

护士在护理工作中，应始终保持规范而稳重的体态。站立时挺胸抬头，收腹提臀，面带微笑，目视前方，肩平颈直，双手自然下垂，双腿并拢，双脚呈丁字形、V字形或平行略分开。护士应强化服务意识，不应随意落座，特别是不能随意坐病床。落座时，上身保持正直，用手在身后把护士服下摆捋平，轻轻落座，臀部位于椅子前1/2或2/3处，上身挺直，双肩放松，下颌微收，两腿并拢，小腿略后收或小交叉。女士双腿必须并拢，双脚可并齐或前后放置。双手自然交叉或相握放于上腹或大腿上。

3. 行走敏捷轻盈

护士规范的走姿是：精神饱满，步履轻盈，步幅适中，节奏轻快。在抢救患者、处理急诊等情况时，以快走代替奔跑，即快行步。快行时，上身保持平稳，肌肉放松，步履轻快，步幅小而频率快，快而不慌，给人一种轻快、从容不迫的动态美。

4. 以体态温暖患者

护士与患者接触时，通过得体的语言、丰富的体态，让患者感觉诚恳、热情。比如新患者进入病区，护士要用引导手势，即将一个手臂从体侧抬起，手臂自然弯曲，掌心向上，手指并拢，手臂的延长线指向要去的方向，一边引导一边介绍，让患者感觉到热情、受欢迎。

二、护理工作中常见的举止礼仪

护士优雅的体态，不仅给患者带来美的享受，同时对患者疾病的恢复具有重要的作用。护士要做到动作轻柔、节奏明快、符合正规要求，同时又要有雷厉风行的工作作风，工作表现要朝气蓬勃、精力充沛、反应灵敏、动作敏捷、勤快、利索，切勿举止轻浮、拖拉疲沓、无精打采、散漫。护理工作中常见的体态礼仪包括：持病历夹、端治疗盘、推治疗车、推平车、捡拾物品、开关门、伴随引路进出电梯等。

1. 持病历夹

病历夹是用来记录患者住院期间，病情变化及治疗护理过程的夹子。每一个入院患者人手一份，方便随时进行查阅、讨论。持病历夹时，取站立或行走姿态，左手握病历夹边缘中部，使其前沿略上翘，置于前臂内侧，紧靠腰部，右手自然下垂，行走时自然摆动，见图4-7。翻病历时，左手托持，右手拇指与食指从中缺口处滑到边沿、向上轻轻翻动，身体挺直协调。

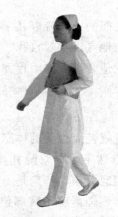

图 4-7　持病历夹姿势

2. 端治疗盘

治疗盘是护理工作中常用的物品，护理人员在进行一些护理操作时，常需要端治疗盘进入病房。正确的端盘方法，不仅让人感觉轻盈稳健，还能给患者带来安全感。

端盘时，上臂紧贴躯干，肘关节呈90°。双手拇指托治疗盘边缘，其余四指在盘底自然

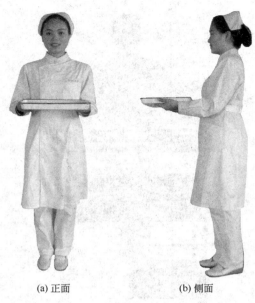

(a) 正面   (b) 侧面

图 4-8 端治疗盘姿势

展开。盘内边距离身体 5～10 厘米，不要紧贴身体，见图 4-8。进入病房时，用肘部或肩部将门轻轻推开，进门后关门，决不能用脚踢门。端起或放下治疗盘时动作要轻柔，应轻拿轻放，避免巨大声响，以免影响患者休息。

3. 推治疗车

治疗车也是护理工作中常用到的物品。护士在床边进行打针、输液、换药、发口服药等操作时，均需使用治疗车。治疗车一般分为上中下三层，最上层三面有护栏，无护栏的一面一般设有两个抽屉，用以存放备用物品。推车时上身挺直，略前倾，目视前方，双手扶车缘两侧，重心前移集中于前臂，身体距车缘 5～10 厘米，轻轻向前推，动作轻柔、避免噪声，见图 4-9。推车进入病房前，先推开门，后进入治疗车。进入病房后，先关门，再停至病床旁，注意行进、停放平稳。切忌用治疗车顶撞房门开关门等。

4. 推平车

医院内搬运、运送不能坐起、病情危急的患者时，多使用平车。平车一般有四个车轮，两大两小。小轮一端位于前方，容易控制方向。在运送过程中，护士应保持速度适中，行停平稳。患者的头部始终位于平车的大轮上，以减少转动和颠簸带来的不适。推平车上下坡时，患者的头部应在高处的一端，以避免不适。

5. 捡拾物品

在节力原则的基础上，力求美观。上身挺直，双脚前后分开，屈膝下蹲，从身体侧面捡拾物品。注意，不要弯腰撅臀，从身体的前面捡拾物品，会让人感觉体态极其不雅，同时注意，护士服的下缘不可触碰地面。

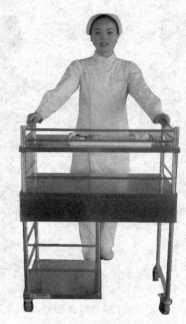

图 4-9　推治疗车姿势

6. 开关门

护士进入病房前，应先轻叩房门，获得对方允许后方可进入，切不可贸然进入以惊扰他人。进入病房后，护士应面朝患者，侧身将房门关好，切不可用身体的任何部位如手肘推或脚踢，也不可反身关门或背向他人。出病房时，可转身到门口打开房门，再次转身并换手使身体正面面向房间，轻轻关好房门离开。若有其他人同时进出病房，护士应后入后出，以示礼貌。

7. 伴随引路

护士在护理过程中，经常需要陪同患者一起离开病房，前往检查、治疗等，这时就需要伴随引路。护士通常站在患者的左前方约一臂远的距离，目光应间断地注视患者，并与其交流。行进中速度应保持与患者一致，特别是引导年老体弱的患者，切勿时快时慢，使患者产生不安全感。途中若遇到上下台阶、拐弯、照明欠佳、地面湿滑等情况，应随时用手势和语言提醒"请小心"，以防患者跌倒受伤，见图 4-10。

8. 进出电梯

随着经济的发展，医院的设施也在不断地提高，很多场所都配置了电梯，护士在使用电梯的过程中应注意如下方面。

（1）使用专用电梯　根据不同的目的，医院一般配置各种专用电梯，如患者专用梯、手术专用梯、货物专用梯等，在使用时应自觉选择，避免拥挤和不能及时运送货物到达各个部门。

（2）顺序进入　进入有人管理的电梯时，应该先出后进，听从工作人员管理。在进入无

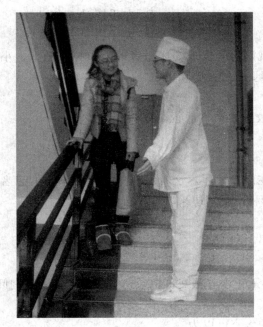
图 4-10 伴随引路姿势

人管理的电梯时，应先进后出，以控制电梯，方便他人进出。

（3）尊重他人　在与老人、孕妇、小孩、残疾人和患者同乘电梯时，要礼貌待人，不可拥挤，注意安全。

目标检测

【选择题】

1. 在正式场合就座时应讲究方位，其原则是（　　）。

A. 右进右出　　　　　　　　　　B. 左进左出

C. 右进左出　　　　　　　　　　D. 左进右出

2. 在较为正式的场合，或有位尊者在座时，通常坐下之后臀部占据椅面的（　　）。

A. 1/2～2/3　　　　　　　　　　B. 1/3～2/3

C. 2/3～3/4　　　　　　　　　　D. 3/4～4/5

3. 基本手势不包括以下哪个（　　）。

A. 持物　　　　　　　　　　　　B. 垂放

C. 背手　　　　　　　　　　　　D. 握手

4. 在与人握手时，下面那哪种情况是正确的（　　）。

A. 在社交场合当长者与年轻人握手时，年轻人先伸出手来

B. 在社交场合当女士与男士握手时，女士先伸出手来

C. 在公务场合当上级与下级握手时，下级先伸出手来

D. 当客人抵达时，主人等客人先伸出手，主人再伸出手

5. 拥抱礼约定俗成的方式是（　　）。

A. 右手搭对方左肩　　　　　　　B. 左手搭对方左肩

C. 右手搭对方左腰　　　　　　　D. 左手搭对方左腰

6. 外科护士小张巡视病房时发现 3 床患者的毛巾掉在地上，小张蹲下捡起毛巾后为患者摆放整齐，小张用的蹲姿哪种是错误的（　　　）。

A. 面对他人下蹲

B. 理顺衣裙，挺胸收腹，调整重心，蹲下屈膝去拿

C. 双膝一高一低

D. 两腿靠紧

7. 导诊护士站小刘在门诊大厅，这时一位头部血流不止的患者被人抬进来，小刘迎了上去，护送来诊者到急诊科。小刘应采取哪种行姿（　　　）。

A. 慢慢悠悠　　　　　　　　　　B. 小跑

C. 快行步　　　　　　　　　　　D. 奔跑

（8～9 题共用题干）

内科护士站，护士小王正坐着写交班记录，这时有探视者来询问 303 病房的位置小王为其指引病房方向。

8. 小王写交班记录的坐姿可以为（　　　）。

A. 臀部坐满椅子　　　　　　　　B. 靠在椅背上

C. 双腿并拢，小腿略后缩　　　　D. 跷二郎腿

9. 小王指示方向时符合礼仪规范的做法是（　　　）。

A. 小王坐着，伸出左手食指指示方向

B. 小王坐着，伸出右手食指指示方向

C. 小王站起来，伸出左手食指指示方向

D. 小王站起来，伸出右手，五指伸直，掌心向上指示方向

10. 小王应采取哪种指示手姿（　　　）。

A. 横摆式　　　　　　　　　　　B. 屈臂式

C. 双臂横摆式　　　　　　　　　D. 直臂式

【简答题】

1. 上午，护士小赵要去为 3 床患者王鹏打针，走廊上碰见前来探视的家属询问患者李浩的房间，请问在此过程中，涉及哪些护士的体态礼仪？

2. 作为一名护理专业的学生，怎样做才能体现护士的体态礼仪？

第五章　护士的言谈礼仪

语言是社会交际的工具，是双方信息沟通的桥梁，它反映了一个国家、一个民族的精神风貌和社会风尚，同时，也反映了一个人的思想道德、情操和文化素养。语言作为一种表达方式，能随着时间、场合、对象的不同，而表达出各种各样的信息和丰富多彩的思想感情。

　　言谈是言语和谈吐的总称。在新华字典中，言谈被解释为"谈论、交谈以及说话的内容和举止"，是人们以口头形式运用语言来传递信息、交流思想、增进了解和加深认识的一种活动过程。而言谈礼仪则是人们在运用语言进行交谈过程中的礼仪规范。护理人员在说话时一定要注意方式方法，讲究说话的艺术和技巧，避免言辞不当给患者带来不良刺激。

　　随着护理模式的转变，要求护士对患者实施全方位的整体护理。护理人员的言谈不仅可以"致病"也可以"治病"，如果用语不当，重语伤人则可使患者旧病未去又添新病。诚恳、体贴、礼貌的语言对患者来说犹如一剂良药。如果护士能针对患者的不同心理特点，通过言谈给患者启发、开导、劝说、鼓励，解除患者的精神负担和顾虑，这就发挥了语言的治疗作用，收到医药所不能及的效果。因此，在护理工作中，护士一定要遵循相应的言谈礼仪规范，使用恰当的沟通技巧，做到语言美，从而充分发挥语言的作用，来体现自身良好的职业素养，提高护理服务质量。

第一节　言谈中的基本礼仪

　导入情景

　　某日，导护小李在医院大厅给前来咨询的患者解答问题，由于上午询问的患者比较多，又都很着急，所以许多患者未排队都挤到她面前询问，她很烦躁大声地叫道："排队啊，一个一个问，怎么素质这么差啊。"大厅内顿时就安静了下来。

　● 想一想 ●
　1. 小李的言谈存在什么问题？
　2. 如果是你当导护，你会怎样做？

一、言谈礼仪的一般要求

（一）言谈的基本特征

　　总的来说，言谈应具有以下五个特性。

1. 内容多样性

　　在言谈的过程中，主题可以有一个，也可以有多个，但在人们交谈的过程中应做到有的放矢，使人有所获益。

2. 真实自然性

　　交谈的内容应当真实，要言之有物，表达应合乎情理，且表现自然。不能为了追求效果而巧言令色或夸大其词。

3. 相互包容性

在交谈中，要有容忍别人的雅量。不仅要自己说，也要留有机会让别人说，只有这样，交谈的双方才能有交流和互动，才能使交谈的气氛融洽。

4. 双向沟通性

言谈的过程是一种双向或多向的活动，它要求各方面都积极地参与，不能只是单方面的"一言堂"。给对方说话的机会让对方多说，从言谈过程可以捕捉一些有关信息。

5. 随机应变性

在言谈的过程中，要灵活多变，它要求参与者要见机行事，临场发挥，迅速地反应。根据对方的神情随时改变言谈的话题和内容，使言谈过程愉快而又融洽，气氛活跃，以增进护患关系。

（二）言谈的类型

很多活动都离不开言谈，开展调查研究、与人促膝谈心、接待宾客来访等，都需要运用言谈。言谈的常见类型如下。

1. 单向与双向言谈

（1）单向言谈 按照事先准备的讲稿，或依照讲话的目的要求，在一定的范围发表讲话，要求说得有条理、有层次，一般是单向灌输，一气呵成，不讨论，不交流，把要说的内容说完就结束。例如布置工作、演讲、工作汇报都是单向言谈。

（2）双向言谈 询问情况，回答问题，交流看法，进行谈判，会客寒暄，则是双向言谈，需要根据对象、场合和交谈进程，不断调整言谈内容，使交谈不断推进和深入。

2. 正式与非正式言谈

在正式场合涉及公务内容的言谈都可以看做是正式言谈，有些甚至代表国家、政党的立场和机关单位的态度，其要求言谈庄重、严肃。非正式言谈，则是一些非正式场合的言谈，在一些私下场合，会见客人的寒暄，相遇熟人的交谈，同事之间的闲谈，这类言谈则可以是自由、轻松和随意的。

3. 有声与无声言谈

通过口头语言表达意思的是有声言谈，包括语气措词、语速语调等。通过交谈时的动作、表情及距离来传达信息、表达感情，就是无声语言。动作包括头部、手部的动作：点头摇头，挥手握拳，都传达特定的信息。说话时的表情是常见的伴随体语，通过表情表达喜怒哀乐。微笑是被认为人类最美的语言，是言谈时应该具有的基本表情。眼神也是一种重要的体态语言，目光可以反映心理和情感的变化，传达重要的信息。言谈时还可以通过空间距离，反映密切程度，要根据交谈双方的关系来确定，与亲友熟人和一般工作关系的人员的交谈距离就有所区别。

4. 直接与间接言谈

与听者在同一场所进行面对面的交谈，是直接言谈。这种言谈要注意谈吐的仪表，要注意听者的反应。电话交谈则是间接言谈，要注意遵守通话礼仪规范。

（三）言谈基本规范

1. 要学会使用敬语、谦语、雅语

（1）敬语　敬语，亦称"敬辞"，是表示尊敬礼貌的词语。除了礼貌上的必须之外，多使用敬语还可体现一个人的文化修养。敬语通常运用于以下场合：①比较正规的社交场合；②与身份、地位较高的人交谈时；③与人初次打交道或会见不太熟悉的人；④会议、谈判等公务场合等。

常用的敬语有我们日常使用的"请"字，第二人称中的"您"字，代词"阁下"、"尊夫人"、"贵方"等，另外还有一些常用的词语用法，如初次见面称"久仰"，很久不见称"久违"，请人批评称"请教"，请人原谅称"包涵"，麻烦别人称"打扰"，托人办事称"拜托"，赞人见解称"高见"等。

（2）谦语　谦语亦称"谦辞"，它是向人表示谦恭和自谦的一种词语。谦语最常用的用法是在别人面前谦称自己和自己的亲属。例如，称自己为"鄙人"，以及"家严、家慈、家兄、家嫂"等。

（3）雅语　雅语是指一些比较文雅的词语。雅语常常在一些正规的场合以及一些有长辈在场的情况下，被用来替代那些比较随便甚至粗俗的话语。多使用雅语能体现出一个人的文化素养以及尊重他人的个人素质。例如在待人接物中的言谈，在招待客人或给客人端茶时，你应该说"请用茶"。如果再来点点心，可以用"请用一些茶点"。假如你先于别人结束用餐，你应该向其他人打招呼说："请大家慢用。"雅语的使用不是机械的、固定的，只要你的言谈举止彬彬有礼，人们就会对你的个人修养留下较深的印象。只要护士能在与患者交流时注意使用雅语，定能显示出护士自身的个人修养和素质，必然会给患者和家属留下较深的印象。

2. 语言要礼貌

在交谈中使用礼貌用语，是博得他人理解与体谅的最简单易行的做法。礼貌用语是指约定俗成的、表示谦虚恭敬的专门用语。首先要做到不说脏话、不带口头语、没有语病。其次，不可粗俗，不可把日常生活中粗俗的语言用于工作及人际交往中。在日常生活中经常使用十字文明用语：您好、请、谢谢、对不起、再见。

3. 语言要准确

在言谈中，语言必须准确，否则不利于言谈双方彼此进行交流。要做到语言的准确性，

必须注意以下几点。

（1）发音要准确　说话是让人听的，要让人听得清、听得懂，才能交流信息，沟通思想感情，因此护理人员要注意训练自己的语言，要做到发音准确，使用普通话，这样才能与患者进行更好的沟通。

（2）语速要适度　护士在与患者交谈时，语速不能太快，太快会影响语言的清晰度，让人听不清楚，就像老师上课时如果语速过快那么学生就反应不过来一样。对于那些老年患者或反应有些慢的患者，护士要适当地放慢语速，但护士语速也不应过慢或停顿过长。护士以适当的语速与患者谈话，会使护患间的沟通交流更容易。

（3）语气要谦和　与人交谈，语气要谦和，用语要文明，不讲粗话脏话。谦和礼貌的语言，能使患者心平气和，思想乐观，信任护士，愿意成为护士的朋友，并积极地配合治疗。

（4）内容要简明　护士每日的工作量很大，为了更有效地完成护理工作，在与患者谈话时要注意内容要简明扼要，要用很简短的话语让患者明白你的谈话内容，不要长篇大论，东拉西扯，这样的话只会浪费双方的时间，引起对方的反感。

（5）方言要少用　语言是人类社会最重要的交际工具。护士每天要接触来自不同地区的患者，使用规范标准的语言文字，对于消除交往中的语言障碍，提高交往和信息交流的效率和质量，都具有重要作用。在护理岗位中应使用普通话，尽量不用方言，以免患者听不懂，从而减少护患交流的障碍。

二、言谈中的基本礼仪

1. 以普通话为主

与人交谈时应首选普通话，尽量避免使用方言，以免患者听不懂或听不清。不过，当遇见用普通话交谈困难的患者时，也可以使用当地方言进行交流，以排除或减少交谈中的障碍，增加患者对护士的亲切感和信赖感。因此，护士也应了解在学习、工作地区的方言，以便减少交谈中的困难。

2. 语法要规范

语言交流应符合语法要求，合乎逻辑，而且要有系统性和逻辑性，不能随意省略或颠倒，避免错句、病句引起语意的偏差。护士的语言表达要准确简洁，在向患者做病情说明、健康教育，向患者家属交待病情、沟通协调时应当把一件事情的起始、经过、变化与结局讲明白，层次清楚，中心明确，一段话尽量围绕一个话题展开，不能颠三倒四，东拉西扯，让人不明白。在沟通中还应避免使用容易混淆、产生歧义的词汇，以免发生误会。

因此，护理人员必须掌握正确、规范的语法要求，培养自己良好的逻辑思维能力，与患者进行有效的沟通。

3. 用词要规范

护士在与患者交谈时应注意运用通俗易懂的词汇，用词要朴实、准确、明晰、尽量口语化，尤其是在与老年人、儿童、文化水平差、理解力比较低的人群进行沟通时，要避免使用医学术语，以免患者因为听不懂医学术语而产生不安和误解。除此之外护士不应使用过于省略、随意杜撰、网络流行的缩略语。例如："偶"代表"我"，"虾米"代表"啥，什么"，"稀饭"代表"喜欢"，"886"代表"拜拜喽，再见"等。

4. 语音要清晰

清晰的发音是保障交流有效进行的前提条件，护士在与患者交流时，首先要让患者能够听清谈话的内容，这样才能保证患者理解本次谈话的内容，从而做到有效的护患沟通。对一些特殊的患者还要特殊对待，比如老年人，听力减退者，必要时可以稍微提高声音，适当缩短谈话距离，甚至多说几遍，以便患者能听明白。

5. 适当运用副语言

副语言是一种非常重要而又常见的语言交流辅助方式，在交际中起辅助传递语言信息的作用。语调的高低、语速的快慢、音量的大小、读音的轻重、停顿时间的长短都能表达讲话人的情绪，起到辅助和促进沟通的作用。副语言包括语调、语气、语速、音量、停顿和重音。

（1）语气　语气是说话人在交际中对谈到的情况所持的态度。不同的语气可以表示不同的情感，同一句话用不同的语气说出来，其显示的意义就不大相同。交谈时一般应使用具有耐心、委婉得体、轻松诙谐的语气。护士和患者在语言交往中要多用商量语气，在句子的末尾加"吧"或"吗"，如"好吧"、"好吗"；同辈人之间说话，应是诚挚的语气，使对方感到诚恳与平等；与老年人交谈，应用尊重的语气，使老年人感到尊敬与宽慰；与儿童说话，应用爱抚、鼓励的语气，使儿童感到亲切与温暖。

（2）语调　说话时要注意语调的升降变化，准确表达自己的情感。升调表示兴奋、惊喜、号召、鼓动的情感和疑问、语意未完。降调表示肯定、悲哀、坚定、冷峻、厌恶的感情，也表示话语结束。平调，声调平稳，没有明显的起伏变化，适于庄重、平静地表达语意，表示平淡、冷漠、无特殊情感升降。曲折调，语调的开头和结尾都比较低，中间升高，表达复杂的情绪和情感的跌宕起伏。如果同一句话采用不同的语调，那么所表达的含义也不尽相同。抑扬顿挫比平淡单调有吸引力，委婉柔和的声音总比提高嗓门来得悦耳，发音稍缓总比连珠炮式的易让人接受。比如护士用轻声细语说"该吃药了"与高声地说"该吃药了"效果是截然不同的。

（3）语速　语速即讲话时的速度。在讲话时应注意保持适中的语速，一般要求不要太快也不要太慢，应保持匀速。护理人员与患者交谈时，说话不能太快，以控制在患者能听到、能听懂为准，如果语速过快会影响语言的清晰度和有效性，不仅使气氛变得紧张也令对方听不清而影响语言的表达，不利于沟通。过慢或者过快都会影响交谈的效果，给人留下不好的印象。对不同的患者和不同的环境语速要有相应的调整。对于老年人、反应迟钝的人应适当放慢语速，使其听清楚。而与性急的患者交流时语速可稍快以免患者着急。因此，护理人员如能以适当的语速与患者交谈，会使护患间的沟通交流更易成功。

（4）音量　说话一定要让别人听清楚，音量太大是不礼貌的，特别是在公共场所。如果我们说话不分场合、不分音量高低，一味的口若悬河、旁若无人，就不容易得到别人的好感。交谈中最忌讳的就是越说声音越小，不仅影响你的表达效果，还会让人觉得你心虚，缺乏自信。

（5）停顿与重音　停顿与重音的把握对于一次谈话来说同样很重要。停顿指语句或词语之间声音上的间歇，在谈话中适当的停顿可以突出重点，可以给听者一个思考、理解和接受的余地，帮助听者加深印象。另一个就是重音，如果讲话时总是用平平的一个音调，会让听者没有兴趣也抓不到重点。重音不仅是一种点缀，其可以表现出一个人说话时的气势。一般情况下人们把起传情达意作用的字、词或含有特殊意义的部分读得重一些，重音的位置不同，那么表达的意思也有所不同。重音的表达方法有加强重音、拖长音节、一字一顿、加强音量，还可以是重音轻读。

三、言谈的技巧

1. 认真倾听

倾听时应注意什么话题是患者想避免的；何种情况患者会转移话题；患者说话时，捕捉患者想要了解的信息。

2. 适当提问

把握提问中的气氛，时间和效果，通过提问从患者的回答中发现问题的实质，为下一步的护理诊断提供依据。

3. 诚恳说服

在对患者进行交流沟通的同时，护士会发现患者有很多的护理问题，而所有这些护理问题的解决，都需要护理人员通过说服去完成。

4. 热情鼓励

用自己的语言鼓励患者树立战胜疾病的信心，使其积极配合治疗和护理。对患者取得的任何一点进步都要及时给予肯定和鼓励。

5. 掌握节奏

护理人员与患者交谈时语速不可以太快，声音不可以太高，应以患者能听到、能听懂为准，对患者难理解的话要放慢速度，在必要的时候还可以保持沉默。

6. 选题恰当

谈话时题材的选择是十分重要的，是关系到本次谈话能否成功的决定性因素。俗话说"与君一席话，胜读十年书"，恰当的谈话题材，能给人以启发和教育。而不恰当的谈话题材，会让人感到"话不投机半句多"，兴趣全无。在交流时，话题的选择一定要因人而异。

比如：面对未婚男女不要谈育婴的问题，面对一个艺术家不要谈专业性的金融知识等。

（1）根据交谈对象选择话题　护士要根据交谈的对象选择话题，在交谈前首先要了解对方的年龄、身份、地位，事先做个了解，对下一步双方交流时，你要选取什么话题会有很大的帮助。因为每个人的年龄、职业、地位、阅历都有不同，所感兴趣的话题也不相同。要选择大家共同关心的话题，这样才能使交谈的双方感到有兴趣，才会积极参与、热情配合，在交谈中产生共鸣。例如：面对残疾人士不要谈运动；在医院里和久病卧床的患者不要谈旅游；不要和癌症患者谈死亡的话题等，这样会令对方不快、反感甚至产生对立的情绪，不利于交谈的进行。

（2）选择的话题应该避开别人的隐私　有的人对初次见面的朋友，或在职场与别人进行交谈时，会问对方很多有关隐私的问题，以示对对方的一种关心和热情，表示我对你有好感，有跟你关系很近之意。要知道，如果这样的话，会让人感到很尴尬，让对方感到无法和你再进行交谈，所以在与别人初次见面时，属于对方隐私的话题，不应当提及。

（3）选择的话题应积极乐观　在谈话时要选择有意义、有品位、积极乐观、有教育意义的话题，而对于那些低级、庸俗、消极的话题千万不要津津乐道。要选择那些使患者听起来轻松、愉快，有益于患者康复的话题。切记不要选择那些使人紧张、心情沉重、压抑、悲哀，甚至是令人恐惧的话题。

（4）选择的话题应避开令人不快之事　不要涉及令人不愉快的内容，如疾病、死亡、荒诞等，要把快乐与人分享，把苦恼留给自己，这种交谈的常识亦可在选择谈话内容时得以体现。

（5）男士参与女士的话题要自重　男士一般不参与女士圈内的话题，在与女士谈话时要宽容、谦让、尊重，不随便开玩笑，也不可与女士无休止地攀谈，否则会引起对方的反感和旁人的侧目。

7. 掌握分寸

在语言交流的过程中要掌握说话的分寸，比如在公共场所言谈应注意举止文明，不讲粗话；谈话时不能用手指人，做手势时幅度不宜过大或边说话边嚼口香糖；不可在背后议论他人，更不能出言不逊，揭人短处；在社交场合如果插入一些笑话，可以使表达得到更好的效果，但讲笑话也要注意场合、地点、对象，要有分寸，对不熟悉的人不宜开过分的玩笑或拿别人的生理缺陷开玩笑。

8. 方法得当

（1）开场白技巧　古人说得好："话不投机半句多。"好的开始是成功的一半，良好的开场是沟通交流顺利进行的前提。嘘寒问暖的交谈方式很容易拉近与患者的距离。首先护士在谈话之前应为患者建立一个温馨的气氛，让患者放松以减少排斥情绪，这样才会让患者积极参与合作，谈话才能顺利进行。在开场之初应用礼貌的、合适的称呼跟患者打招呼，介绍自己，交代谈话的目的、大约需要的时间等。以下是几种常用的开场方式。

① 自我介绍式：例如"您好，我是您的责任护士小刘，您今天刚入院吧？刚来会有些不适应，有什么要求尽管告诉我，我会尽力帮助您的。"

② 问候式：例如"早上好，您今天感觉怎么样？"

③ 关心式：例如"今天气温有些下降，您要多加点衣服，别着凉了。"

④ 夸赞式：例如"您今天气色不错，看上去比前两天好多了。"

⑤ 其他式：例如"这束花真漂亮啊，一定是关心您的朋友送来的。"

（2）察言观色、细心聆听　患者的心里是希望医护人员了解自己的病情，说话往往比较急切，恨不能把自己所有的病痛一下子都倾诉出来，于是一些患者诉说起来就滔滔不绝。对待这种患者护理人员要有足够的耐心，要做到始终面带亲切的微笑，仔细聆听患者的诉说，不要轻易打断患者。应抓住时机安慰患者，适时用恰当的方式插话，巧妙地询问，引导患者说出有效的疾病信息，避免话题偏离正题从而浪费时间。

（3）转换话题和结束谈话的方法　当患者谈话不得要领，离题偏远时，应委婉地转换话题，不要突然转换，以免使患者产生不快。需要终止交谈时，要在患者的谈话告一段落后，告诉患者"该休息一会儿了，以后有机会再谈"。常见的结束交谈的方式如下。

① 道谢式：例如"非常感谢您这次的配合。"

② 关照式：例如"明天要查血常规，早晨请不要吃早饭。"

③ 征询式：例如"要是没有什么问题，今天就谈到这好吗？"

④ 邀请式：例如"今天的谈话很有意义，以后有空常来坐坐。"

⑤ 道歉式：例如"很抱歉，我现在必须离开，明天我们再接着谈好吗？"

⑥ 友谊式：例如"感谢您的指导，欢迎您多提宝贵意见。"

⑦ 祝颂式：例如"与您聊天非常愉快，祝您身体健康。"

9. 善于赞美

每个人都喜欢被赞美，赞美是一门学问，护理人员应运用好这门学问。赞美不是阿谀奉承，要注意赞美的语言一定要适度、得体，更重要的是真诚。在临床护理工作中，把握恰当的时机，给予恰如其分的赞美，往往能使护理工作开展得更顺利，更利于得到患者的配合。

有效地赞美能够激发患者积极向上的斗志，当患者不愿再进行治疗和护理、想要放弃生命时，可以找机会给予他赞美，称赞他之前如何勇敢、如何有毅力，让他有积极向上对抗疾病的斗志，从而更早地恢复健康。真诚地赞美就是对他最好的肯定。真诚、善意地欣赏和赞美能够拉近人与人之间的距离、消除隔阂、卸下防备，更好地建立护患关系。

有效地赞美他人并不是需要过多的付出什么，只需在交往和交谈中更加细心一点，找出患者的优点以及他的努力和进步，并适时的给予赞美，经常有效地赞美会发现大家的生活充满阳光。例如给小宝宝做注射治疗时，可以赞美说"小朋友真勇敢，打针时眼睛都不眨一下"，这样一说，小宝宝可能一下子就勇敢起来，不会哭闹了。对老年患者也一样，要不失时机地给予赞美，在协助其翻身时可以鼓励说"这次我们配合得很好，坚持配合下去，您很快就可以康复出院了"。

10. 其他言谈技巧

（1）姿势要美　优美的姿势是交谈成功的第一步，俗话说"站如松，坐如钟，行如风"。站着说话时要挺直腰杆，给人以挺拔的印象，不能弯腰驼背，低头含胸，东倒西歪。

（2）表情要美　面部表情在交谈中可以反映一个人真实的内心，一个甜美的微笑，一个深情的眼神，都会充分表达交谈者的内心世界，所以，说话时的面部表情特别重要。因此在与人交谈时要全神贯注，应该礼貌地注视着对方，目光要与对方有交流，注意观察对方的面部表情，不要左顾右盼，心不在焉，更不要板着面孔与别人交谈，给人以傲慢的感觉。

（3）动作要美　无论是在大庭广众之下说话，还是与人单独交谈，肢体语言也十分重要。在与人交谈的一举手一投足都应该做到姿势优美，配合得当，把握分寸，恰到好处，不能挤眉弄眼、手舞足蹈，这样不仅显示自己肤浅，还会让对方感到不快。

（4）创造和谐谈话氛围　谈话时应尽量创造一个愉悦和谐的谈话环境，这样才能让谈话者感到舒服没有压力。比如在公共社交场合，应选择大家都可以介入又都方便发表意见的话题，如天气、新闻、体育赛事、文艺演出、电影电视、风景名胜、旅游度假、烹饪小吃等话题，让人谈话时感到轻松愉快，禁忌只谈个别人知道或感兴趣的事，避免只与个别人交谈而冷落其他人。

11. 言谈时的注意事项

（1）声音不要太高，语气不要太重。

（2）选择的话题应该避开他的隐私　有的人对初次见面的朋友，或在职场与别人进行交谈时，会问对方很多涉及隐私的问题，以示对对方的关心，从而表示我对你有好感，有与对方关系很近之意。可这样的话会使他人感到很尴尬，让对方感到无法再和你进行交谈，所以在与别人初次见面时，属于对方隐私性话题，不应当提及，如年龄、收入、家庭住址、服饰的价格等。

（3）不要捉弄患者　护理人员不要以为患者什么都不懂来捉弄对方，这样不仅失礼而且也会引起患者的反感，损害护患关系影响正常工作。

（4）不要谈及令人反感的话题　在交谈时要让对方多谈多说，患者与医护人员之间应尽量避免谈及令人反感的话题，如谈及患者的相貌、身材、高矮、保养的好坏等。

（5）言谈时要注意礼让对方　患者与护理人员接触时往往想把自己的感受、想法、给对方说一说。所以在言谈时要注意礼让对方。

四、言谈礼仪的注意事项

1. 学会聆听，微笑应答

聆听可以增强彼此之间的有效沟通。聆听需要技巧，聆听是一门值得护理人员好好研究的艺术，所以我们必须要做到以下几点。

（1）微笑交谈　在护理人员聆听的过程中，我们要有良好的态度，时时刻刻记住要微笑应答，在表示理解的时候可以点头微笑，让患者感受到我们的尊重和关心。

（2）要有耐心　通常情况下交谈的内容是与患者病情相关的事情，所以会有患者语言含糊不清、思维混乱的情况。首先要鼓励患者继续说下去，其次是能够有耐心地听他说完，理解和整理出他所要表达的信息，达到聆听的目的。

（3）要专注于他人的话题　在谈话时随意中断话题和插话都是不礼貌的行为，所以要集中注意力，听出他们的弦外之音，特别是老年人说到我们不喜欢的话题时我们要能理解他们的生活和心情，做一个合格的聆听者。

（4）避免不良的习惯　例如开小差，随意打断话题，把话题引到其他事情上，甚至自顾自地开始了自己的演讲，这些都是不尊重患者的表现，后果比不听他们的谈话更加恶劣。

（5）适时的表示理解并做出回答　在聆听的过程中，主要以患者说为主，但是为了更好的进行谈话和让患者能够继续说下去，我们要适时的点头表示赞同，有时需要我们的应答。这样会使患者感受到我们在倾听，很关心他说的内容，从而促使他们更全面、细致地说下去，我们也能够更有效聆听。

2. 说话要有善意

善意也就是要与人为善。让对方了解自己的意思，明白自己对他们的关心。俗话说"良言一句三冬暖，恶语伤人六月寒，"在谈话中要把握好自己说话的分寸。

3. 语言要幽默

契诃夫说过"不懂开玩笑的人，是没有希望的人。"所以我们要传递正能量，说话可以多一些幽默诙谐，让患者和医护人员相处的更加融洽。当然幽默不是油腔滑调和嘲讽，这里面的差别需要我们好好领悟。

4. 学会有效地赞美他人

赞美要发自内心，源于真心。护理人员对患者进步的赞美对患者来说是一种激励，可以增进护患之间的信任，相互协调，从而更好地开展护理工作。

5. 不要非议他人

在与患者的交谈中，不可以为了增进信任而非议他人，也不可随意谈到他人的隐私问题，这样只会令人反感。在谈话中要体现出个人的修养。

第二节　护理工作中的言谈礼仪

导入情景

　　住院部的小红给 3 床患者王老伯进行静脉输液，小红进入病房后就对王老伯喊："3床，打针了。"王老伯听后很不高兴，但是也没说什么，第一针未打成功，老伯抱怨道："怎么学的，怎么技术这么差啊！"小红马上反驳："我不行，你来打。"输液结束后，王老伯就跟护士长反映了这件事，并要求以后不要小红给他进行护理操作。

　　● **想一想** ●

　　1. 小红与患者的言谈沟通存在哪些问题？

　　2. 小红应该如何与患者沟通？

护理人员在工作中，主要通过与患者的言谈交流来获得有关疾病的第一手资料。古希腊著名医生希波克拉底曾说过，医生能用两种东西来治病，一是药物，二是语言。由于护理人员职业的特殊性，只要说了话，这种语言的刺激就会作用于患者。语言是心理治疗与心理护理的重要手段，如果不起治疗作用便可起致病作用，若语言运用不当，会导致心理性疾病，也会因此引发护患纠纷，给患者及医院造成不良影响。因此，每个护理工作者，都应加强语言学习和修养，培养良好的语言素质。

一、护士语言修养的重要性

语言是护士与患者交谈、传递感情、互通信息、沟通思想的重要工具，也是心理治疗的手段之一。护理工作中很多时间是与人打交道，离不开语言交流，无论是入院介绍、健康指导，还是为患者做各种治疗、心理护理等，护士都需要用语言与患者进行沟通，根据不同对象和不同心理特征给患者以启发、开导，解除患者思想顾虑，进而取得患者良好的配合。

患者对医护人员的言语非常敏感，如能运用得当，能起到药物起不到的治疗作用，调动患者与疾病斗争的积极性，增加他们战胜疾病的信心；而粗俗、不当的语言会增加患者的心理负担，导致疾病加重，甚至危及患者的生命。例如：有一位患者术后三天下地活动，当时他走了一圈自我感觉很好，这时来了一位护士问他："你不觉得头晕吗？"她问完这句话走后没有几分钟，这位患者就感到了明显的头晕、恶心，赶紧躺下后这种感觉才缓解。如果这位护士能这样问："今天下地了，没有感觉什么不舒服吧？""还好就是伤口还有点痛。""不错，挺坚强的，这么快就能下地了，这说明您恢复得很好。"如遇类似情况护士这样说话，患者不仅心情愉悦，还能增强战胜疾病的信心。因此，护士需要加强语言艺术修养以提高交流技巧，才能更好地为患者服务。护士语言修养的重要性体现在以下几个方面。

1. 良好的语言修养是护患沟通的重要工具

良好的语言修养能反映护士的文化素质和道德思想修养，而护士的自身素质又能反映一个医院的整体水平。护士不仅要掌握扎实的护理技能，还要提高自己的语言修养，只有这样才能在护理工作中得到患者的信任，更容易使患者在交流中敞开心扉，让护士尽可能在较短的时间内掌握患者所有的资料，让工作事半功倍。如果你作为病室护士，在和新入院的患者交流时可以说："您好，我是您的责任护士小刘，在您住院期间都由我为您进行护理，如果您有什么问题或不适，都可以找我。"短短的几句话就拉近了护士和患者的距离，患者会认为这位护士很有礼貌，尊重自己，修养很高，会很快对这位护士的技理技能产生信任，从而减少护患纠纷。

2. 良好的语言修养有利于建立良好的护患关系

俗话说：良言一句三冬暖，恶语伤人六月寒。这句话体现了语言修养的重要性，护士恰当地运用赞美、鼓励性的语言有利于改善护患关系，缩短护患双方的距离，容易取得患者的信任。

3. 良好的语言修养能展示护士的个人魅力，增进人际吸引性

得体的语言可以反映出一个人的修养、谈吐，也是个人魅力的一种重要体现。亲切、坦

诚的语言容易让人产生亲切感，护士运用得体、恰当的语言，不仅能反映出护士的个人形象，更能体现一个护士的文化涵养和精神风貌。

4. 良好的语言修养有利于收集信息

护士通过交谈来了解和收集患者目前存在的身体、心理、社会环境的信息，运用护理程序的工作方法解决患者的健康问题。新入院患者对医院环境不熟悉，容易缺乏安全感，不愿意配合治疗，护士应使用得体的语言安慰患者，取得患者的信任，以利于信息的收集。

二、护士应具备的语言修养

（一）护士语言的原则

护士与患者交谈时，要以维护患者的利益为前提，讲究职业道德，还要根据沟通对象、情境的差异，灵活运用语言，做到既有原则性又能被患者接受。

1. 原则性与灵活性的统一

做事既讲原则，又讲灵活，这不仅是马克思主义科学的思想、方法论，也是护士与患者交谈的原则。护士与患者交谈要以平等相待的态度，维护患者的利益，讲求职业道德；不非议他人，不掺杂个人目的；护士有义务为患者保守秘密，以患者的需要为前提；对患者心存真诚的感激之情，才能对患者平等对待，不以救世主的姿态出现，以免引起患者的不满和反感。因此交谈的方式既要有原则又要为患者所乐意接受。

2. 严肃性与亲切性的统一

护士与患者交流时，应该保持一定的严肃性，同时也要让患者感到温暖亲切。当为患者解除忧愁时，话题应从同情关怀的角度，帮助患者将心中的愁闷说出来，并给予启发、引导和鼓励，还可以用轻松愉快、幽默诙谐的语言缓解气氛。但在与一般患者交往时，应注意不要过多地谈论生活琐事，不要用命令的口气和患者讲话，或训斥患者的无理要求。对一些言行不轨的患者，应严肃对待，加以劝阻，以保障护理工作的严肃性和护士自身的尊严。

3. 坦诚与慎言相结合

护士与患者之间相互尊重的前提是以诚相待。护士在与患者交谈时要坦诚，要讲真话，既不能夸大其词，也不能过于隐瞒病情，要尊重患者的知情权。特别是对诊断治疗上的一些意见更应慎口谨言，防止"祸从口出"，以防加重患者病情。

4. 护士的语言应以情感为纽带，达到与患者沟通的最佳效果

护士在与患者交谈时，应体现出对患者的同情和关爱，态度应自然大方，诚恳温和，既要表现出对患者的关心体贴，又不失端庄文雅，要达到这一目的，护士应学会转换角色。只要穿上工作服上岗，就必须排除杂念，全身心地投入工作，不应该将个人的不良情绪带到工作中，向患者发泄或者迁怒于患者。另外，还应注意态度，与患者交流时应面带微笑，在患者备受疾病的折磨、极度痛苦时，应收敛笑容，给予关怀、同情的目光。要自然而不做作，切忌表情呆板、厌倦或冷漠。在言语交流时，护士应注意姿态，无论是坐还是站，都应该稳重，不要左顾右盼，表示自己是在耐心聆听。为患者做治疗护理时，要表情严肃、神情专注，切不可边做边聊引起患者反感。

（二）护士语言修养的提高

1. 提高思想道德修养

孔子说"有德者必有言"，语言可直接反映说话者的思想、品德、修养。护理人员要经常学习，不断地提高个人品质，加强职业道德学习，增强护理人员工作的责任感，明确人生目标和正确选择生活道路，热爱本职工作，端正职业道德观念和道德行为，并能意识到工作中的一言一行都和患者的安危相关，进而把道德责任感转化为工作动力，把护理工作做好。

2. 提高文化素养

护士的自身素质，技术水平是第一位的。因此，要多学习理论知识，注重实践操作锻炼，虚心向经验丰富的同事学习，不断提高自身的综合素质，护士可以积极参与社会实践，扩大阅读，勤于思考，拓宽知识面，提高自己的知识修养。

3. 在生活中积累

护士的语言源于生活，是从生活中提炼出来的。护士的语言能给患者带来喜、怒、哀、乐，因此，护士在不断提高自己的文化素质的同时，还要积极地与社会各阶层的人进行交流，学习他们得体、高雅的语言，从中汲取营养，提高自己的语言表达能力。

4. 进行必要的语言训练

练习发声，掌握语气、语调、语速、音量、重音、停顿，使语言表达更优美。选择自己最好的声调，用这种声调进行沟通练习；练习朗读不同的文章，试着将感情投入到声调中。注意说话速度、音量大小的训练，也可以将自己朗读和谈话的声音录下来，回放给自己听，让朋友提意见。

三、护士应遵循的言谈礼仪与技巧

（一）护士应遵循的言谈礼仪

1. 以真诚、尊重的态度与患者进行沟通

与人交往，首先注重真诚，真诚可令对方感到你沟通的诚意。美国心理学家 Rogers 认为，最有效的人际沟通，乃是奠基于真诚。真诚源于爱心，是与人为善，没有爱心便不会有

真诚。真正的真诚必须从爱心出发，护士在与患者交流时多替对方着想，避免伤害患者，有时须向患者隐瞒真实病情，这正说明他们对患者充满爱心，一切为了患者的安全和健康着想。

2. 护士语言表达应文明、礼貌

护士作为有知识、有文化的专业技术人员，应随时注意维护自己的职业形象，在与患者交谈时使用文明、礼貌性的语言。使用时要注意：①尊称、敬辞，表示问候时用"您好"；要求患者配合时用"请"；麻烦别人时用"打扰"；得到患者理解、配合时用"谢谢"；给患者造成不便、打扰或影响患者时用"对不起"等。②应使用带有亲切、赞许、尊敬、商量色彩的词和运用委婉语。比如在称呼患者时不用床号、编号；为患者进行护理时多采用商量的口吻，避免命令式的语气；患者吵闹、不配合时，应给予耐心的安慰和正面的诱导，不能训斥、埋怨患者。总之，每一个护理人员都应学会应用文明的语言，以赢得患者的信赖和配合，使护理工作开展得更加顺利。

3. 护士语言表达应注意规范性

护士在与患者接触的过程中，不宜随心所欲、信口开河，而应按统一制定的规范化语言与患者交流，要注意语言的科学规范、言简意赅、通俗易懂，以免患者误解或者曲解了护理人员的意思，影响护理治疗的实施和护理的效果。因此，护理人员向患者解释、交代问题时语义应准确，表词达意，合乎语法要求，尽量应用通俗易懂的语言，避免使用患者听不懂的医学术语。其次，语音要清晰，语调适中、语气温和。交流中以普通话为主，也要努力掌握当地方言，以适合不同的对象，排除和减少交谈中的障碍。

4. 护士语言表达应注意情感性

护士的"情感"表现在责任感，护士和普通人一样，也有自己的喜、怒、哀、乐，护士一旦进入工作状态，就进入了特定角色，就应激发自己的情感，使之处于愉快而冷静的心境中，才能产生同情患者、信任患者、尊重患者的情感与情绪。护士切不可把个人生活或家庭中的不愉快心境带到工作情境中来，迁怒患者或向患者发泄。另外，护士说话的声音要轻、语言要温和、语速要慢，可以适当配合一些手势和表情，如亲切温和的微笑、关注同情的目光、耐心仔细的聆听等，让患者更容易接受。

5. 护士应对患者的隐私保密

护士必须尊重患者的隐私权，对患者的隐私如生理缺陷、性病、精神病以及其他不愿意让别人知道的所有个人资料加以保密。一般情况下，护士要实事求是地向患者告知病情和治疗的有关信息，但有些情况患者知道后可能会带来精神上的压力，尤其对癌症患者的诊断、化验结果，护士应选择时机，委婉、含蓄地加以告知。不该自己去告知患者的事情，要严格保守秘密，做到守口如瓶，切不可去好心多嘴转告，以免弄巧成拙，好心办坏事。

（二）护士应遵循的言谈技巧

1. 选择合适的交谈内容

护患交谈时选择合适的内容是护理实践的一项重要任务。①与患者谈一些与健康有关的内容。患者到医院就诊时他们最想了解的是，他们得了什么病？怎么得的？严重吗？怎么治等。所以，与患者交谈时应谈论一些与疾病有关的健康问题。患者迫切希望从中了解更多有关健康的信息，提出很多想解决的问题。此时，护理人员应抓住时机与患者交流思想，沟通感情，尽可能向患者介绍有关的健康知识，这样既能达到健康教育的目的，又可以使患者感受到护理人员的关怀和重视。②给患者一些安慰和鼓励。患者得病后往往情绪低落，悲观失望，缺乏自信，此时很需要得到她人的关怀和安慰，护理人员与患者交谈时应多给予安慰和鼓励，调节患者的情绪，减轻患者对疾病的恐惧感，帮助患者树立战胜疾病的信心，以便增进护患双方的情感交流。

2. 学会倾听技巧

倾听在人际沟通中所占比例很大，想要与别人交谈，走进患者的内心，作为护士首先要学会倾听。当护士全神贯注地倾听患者的诉说时，患者就会感觉被接纳，愿意和护士进行交流，护士可以从中获得很多的信息，既可以了解患者的病情又增进了护患关系，从而达到融洽护患关系的目的。

3. 适时提问

俗话说"会说话的人想着说，不会说话的人抢着说"，在与患者交谈时要"勤于听，慎于说"，多给别人说话的机会，自己则要多听少说、先听后说，这不仅是对对方的尊重，同时也给自己留有思考的余地，还可以从中了解一些信息，然后进行提问。这样既可以使谈话的气氛更活跃，又可以使两者的关系更融洽。

4. 善于引导患者谈话

诱导患者说出自己的观点、想法和感受，使患者宣泄内心的真实情感，达到心理的平衡，如这次发病是什么原因？这样使患者有较大的自主权，同时护士获取大量信息，使心理护理更有针对性。

5. 利用移情提高沟通效果

护士要从患者的角度去思考和感受，理解患者的情感。在护理工作中，患者有好多生理和心理方面的需求，其中最强烈的需求是能被人理解、同情，移情可使患者减少陷于困境中的感受，减少心理压力。如当患者了解到自己最后的诊断为宫颈癌时，你以同情的面部表情和语气去安慰鼓励她，使患者感觉到你非常理解她的身心痛苦与处境，因此她会很乐意与你沟通，可建立很好的护患关系。

（三）护士的语言要求

护士的语言应具有礼貌性、保护性、指导性、安慰性等特性。

1. 礼貌性语言

护理人员在与患者交谈时应多使用文明用语，这不仅是自身文明的表露，而且也是尊重患者的表现。护士在工作中要学会使用日常生活中的见面语、招呼语、感谢语、致歉语、告别语，做到"请"字当先，"谢"不离口，常说"对不起"。早晨见面互问"早晨好"，平时见面互问"你好"，分别时说"再见"。得到别人帮助后说声"谢谢"、"多亏您的帮助"。有求于人说声"请"、"麻烦您"、"劳驾"、"请问"、"请帮助"，打扰别人时说声"对不起"、"请原谅"、"很抱歉"。其次，对患者的称呼也应恰当有礼貌，一般称呼对方用"您"、"同志"，对长者用"大爷"、"大妈"、"老人家"，不要用"喂"、"老家伙"、"老太婆"、"老头"等。对少年儿童用"小朋友"、"小同志"、"小同学"，不要用"小家伙"、"小东西"等。第三，注意多用商量的口气，少用命令的语气，如"您请坐"、"请打开窗户好吗"、"同志，请您让开一点"，就比"坐下"、"打开窗户"、"喂，躲开"礼貌、和气、文雅得多，并能使人乐意接受。

2. 保护性语言

护理人员必须注意语言的保护作用，以免对患者产生不良的心理刺激。医护人员是患者可信赖的人，古时流传这样一句话："人有三不背，一不背父母，二不背师长，三不背医生。"这表明患者对医护人员的高度信任，愿意把自己的病因、心愿、要求以及生理缺陷和隐私向医护人员倾诉。而护士则必须注意语言的保密性，特别是患者的生理缺陷和隐私，切不可当作新闻传播。对于恶性肿瘤患者，护士不应将实情直接地向患者透露，要有技巧性地实话实说，或有所保留地告诉其病情的主要情况，以免加重患者的心理负担，不利于健康的恢复。

3. 指导性语言

指导性语言多用于指导患者了解应遵守的某些常规或指导患者如何在操作中配合护士，温和的指导性语言可使患者愉悦，愿意配合；相反，命令式的指导性语言会引起患者的反感。常用的指导性语言有："请您先休息一下……明天咱们要抽血检查，抽血前尽量减少运动量，不要吃食物，保持空腹，可以喝少量的水，抽血前的晚上应睡眠充足。"静脉输液时指导患者："请您不要随意调节滴速，以免引起不适。"

4. 安慰性语言

患者在病痛中都渴望得到别人的安慰，护士在护理操作中要多使用安慰性语言慰问患者，使患者感受到护士的热情与关心，能起到稳定患者情绪、减轻身心痛苦的作用。护士在使用安慰性语言时，首先要了解患者的情况，态度要诚恳，要设身处地为患者着想，不同的患者应采用不同的安慰方式。比如对事业心强的中青年人，可安慰他们说："留得青山在，不怕没柴烧，身体是财富，是事业的本钱。"对于病情较长的人可对他们说："既来之，则安之，吃好、休息好、配合治疗，病会很快好起来的。"

5. 禁用刺激性语言

在护理过程中，刺激性语言和命令式语言是导致护患矛盾的主要原因。可使患者产生一种抵触情绪，不能很好地配合，且影响治疗效果。因此，护士在工作中禁用刺激性语言，多鼓励、多劝解，使患者积极配合治疗，加速疾病的痊愈。总之，语言是护患沟通的重要工具，在临床护理工作中，只有巧妙地、灵活地运用语言技巧，将有声语言和无声语言有机地结合，才能达到最佳的沟通目的，建立良好的护患关系，使患者早日得到康复。

（四）护士的态势语言

在临床护理中，护患之间传递信息，除了依赖语言这种手段外，也可运用非语言即态势语言代替语言进行信息交流。态势语言也称为身体语言，是人们进行交际时，通过自己的目光、姿态、神情、动作等来表达思想感情、传递信息的一种重要的交流方式。恰当的态势语言能弥补有声语言的不足，使听的人容易理解和接受，从而产生良好的效果。

美国心理学家艾伯特·梅拉比安提出了一个公式：感情的全部表达＝7％语言＋38％声音＋55％动作语言。所以不能低估态势语言的交际作用。护士应该研究它，因为这种语言虽然无声，但却对有声的语言起着形容和强化的作用。

1. 面部表情

面部表情是指人们在社交中，由外部环境和内心机制的双重作用而引起的眼、口、眉、鼻子及颜面肌肉的变化，从而实现表情达意、感染他人的一种信息手段。在护理工作中，表情的流露应和蔼可亲、乐观向上，具有较强的感染力。一张热情、友好、和蔼可亲的面孔会缩短护士与患者间的距离。护士面带微笑会给患者营造一种亲密无间的气氛，会使患者感到欣慰。做治疗护理时，表情应严肃、神情专注，以表明自己对工作是认真负责的。面部表情是仅次于语言的一种交际手段，而在千变万化的表情中，目光和微笑的运用是至关重要的。

2. 目光

人们常说：眼睛是心灵的窗户。人们内心深处的所有语言、情感和情绪都可以通过这个窗户传达出来，因而它最能倾诉情感，沟通心灵。护士在护理工作中巧妙要地运用目光来增强说话的感染力。在交流时护理人员专注、温柔的目光，能使新入院的患者消除紧张、焦虑的情绪，对护士增加信任感，可以使孤独的患者得到温暖，可以给沮丧的患者重建自信，可以给自卑的患者带去尊重。此外，在护理工作中，护士也要善于解读患者目光的信息，从患者眼神中挖掘其深层心理，当患者眼神闪烁不定时，我们应当意识到患者存在难言之隐，通过观察言语、行为等方式进一步确定其需要或问题。

3. 手势

手势又叫手姿，是指人的两只手及手臂所做的动作，它是身体语言的一个重要组成部分。不同的手势代表不同的含义，比如单手挥动表示"告别、再见"；竖起大拇指表示"赞赏、佩服"；手拍前额表示"健忘、后悔"；不停地搓手表示"为难"；摆手表示"不同意、请你走开"。在护理工作中，护士经常用手势来配合语言进行有效的沟通，同时在护理工作中，也会使用手进行各种护理技术操作，如用手持物、端治疗盘、推车等。护士最基本的手势有两种：一是双手自然下垂，掌心向内相握于腹前；二是双手伸直下垂，掌心向内分别贴放于大腿两侧，多用于站立之时。护士应把握并运用好正确的手势，更好地在护理工作中体现艺术美。

4. 触摸

在护患交往中，触摸是一种有效的沟通方式，可采用握手、拥抱、轻拍肩臂等，这些动作可使患者感到护士对他的关怀，减轻孤独感，帮助患者面对现实，在疾病的治疗和护理中起到特别作用。对一个心情烦躁的患者，通过触摸可以使其安静下来，对听力、视力不佳者，触摸对方可引起注意，起到加强沟通的作用。应用触摸时应考虑患者的性别、年龄、社会文化、当时的情况等多种影响因素。

（五）护士日常规范用语

护士在工作中的语言要具有促进治疗的作用。护患之间的关系主要是通过语言来实现的，护士在患者面前的每一句话都应该是礼貌、诚挚、关心、体贴的，每一句话均应对患者起到良性影响。（护患之间的关系主要是通过语言来实现的）。护士在繁忙的工作中，有时易疏忽礼貌用语服务，引起护患之间的矛盾纠纷。因此要加强礼貌用语方面的学习，减少因语言引起的矛盾纠纷。护士常用的规范用语有："您好"，是热情的问候，良好的祝愿；"请"，是礼貌的象征，谦恭的标志；"谢谢"，则显示礼仪规范，强化对方好感；"对不起"，是道德的尺度，灵魂的水准；"没关系"，表示善于宽容，更见涵养；"早上好、下午好、晚上好"，是在不同时间见面时热情的问候；"别担心、请节哀"，是一种精神上的安慰；"请保重，注意身体、注意休息"，是对患者的关爱；"祝您早日康复"，是良好的祝愿等。

（六）护患交流禁忌

忌用语是指不礼貌的语言，或他人忌讳的语言，或会使他人引起误解、不快的语言。护理人员提高护理质量，不但要认真改善服务的态度，还应明白自己在护患交谈中应该说什么，怎么说。作为有知识、有文化又有素养的现代人，在与患者交谈时应使用文明优雅的语言，绝不能用以下忌语。

① 忌用粗话、脏话、土话和行话，这些是对患者的不尊重，是没有素养的表现。

② 忌出言不逊、恶语伤人、斥责和讥讽对方，要知道"利刃割体痕易合，恶语伤人恨难消"。

③ 忌用质问式的语言，以免使对方产生一种被审讯的感觉，从感情上难以接受，令人不愉快。

④ 忌用床号代替患者的姓名，使患者有一种被歧视的感觉。

⑤ 忌用命令的语言，因为这会使对方感到是被驱使，而致使对方产生不平等的心理，进而不愿与之交谈或合作，甚至会远离和逃避这种交谈。

⑥ 忌在交谈中涉及疾病、死亡之类的话题，少用使人感到恐惧、不吉利的语言，多用安慰、鼓励和祝福的语言。

⑦ 忌对别人不愿回答的问题刨根问底。

目标检测

【选择题】

1. 倾听技巧中不可取的是（　　　）。

A. 全神贯注　　　　　　　　　　　　　B. 集中精神

C. 双方保持一定距离　　　　　　　　　D. 持续的目光接触

2. 在倾听过程中，护理人员可以通过沉默起到的以下作用中，不准确的是（　　　）。

A. 表达自己对患者的同情和支持

B. 给患者提供思考和回忆的时间以及诉说和宣泄的机会

C. 护理人员可以在短时间内获取需要的信息

D. 给自己提供思考、冷静和观察的时间

3. 对刚入院的患者适宜使用的言语技巧是（　　　）。

A. 夸赞式语言　　　　　　　　　　　　B. 安慰式语言

C. 鼓励式语言　　　　　　　　　　　　D. 指令式语言

4. 护理人员查房时问患者陈小姐"您今天解大便了吗?"，该提问属于（　　　）。

A. 封闭式提问　　　　　　　　　　　　B. 开放式提问

C. 澄清　　　　　　　　　　　　　　　D. 阐释

5. 刘大爷，60岁，因颌面部手术不能经口进食，需要插胃管，下列哪一项不是插管前的解释内容（　　　）。

A. 插管的目的与方法　　　　　　　　　B. 护理人员的技术

C. 患者的准备　　　　　　　　　　　　D. 感谢患者的配合

6. 患者男，50岁。因心脏骤停正在抢救。家属在旁哭声不断，此时护理人员对家属最佳的指导是（　　　）。

A. "请你们别哭了，保持安静。"

B. "不用担心，医生肯定能救活他的。"

C. "我们现在进行的心肺复苏步骤是……"

D. "请您先离开抢救现场。"

7. 与患者罗某交谈过程中，护理人员发现罗某左顾右盼、东张西望，目光游离不定，应（　　　）。

A. 及时调整谈话的内容或方式　　　　　B. 沉默

C. 提高说话的音量　　　　　　　　　　D. 提醒患者注意力集中

8. 护士小张早上查房要与几位不同的患者进行交谈，以下做法不妥的是（　　　）。

A. 患儿佳佳，5岁，小张采用蹲姿与其交谈时

B. 患者付某，右腿胫骨骨折，卧床，小张坐在床旁椅上与其交谈

C. 患者黎某，小张与其交谈过程中始终注视其眼睛

D. 患者陈某，为病情担心忧虑，小张言语安慰陈某的同时抚摸其手臂

（9～10题共用题干）

李女士，40岁，因乳腺癌住院准备手术，患者入院后心事重重，经常哭泣。

9. 护理人员与患者开始交谈时，哪句话最合适（　　　）。

A. 看来您有心事，能与我谈谈吗　　　　　　B. 您为什么这么伤心

C. 您受委屈了吗　　　　　　　　　　　　　D. 坚强点，一切会好起来的

10. 在交谈过程中，说道手术可能的风险及手术后效果，患者又伤心地哭了，此时护理人员最好的做法是（　　　）。

A. 陪伴患者，沉默片刻　　　　　　　　　　B. 询问患者为什么哭

C. 叫患者的家属来安慰患者　　　　　　　　D. 制止患者哭泣，说明伤心对疾病的危害

【简答题】

1. 结合日常人际交往，谈谈你对言谈礼仪的认识。

2. 作为一名护士，应如何提高自己的语言修养？

第六章　护士工作中的交往礼仪

第一节　护士接待礼仪

导入情景

　　张大爷最近因为伤风感冒来门诊看病，值班护士小芦主动热情地接待"大爷您好，请把您的挂号凭证和健康卡交给我好吗？"小芦接过后按顺序排序，告诉张大爷："您挂的是7号，现在医生正在给5号患者检查，可能需要稍等片刻，您先在这里坐一会儿，待会到您了我会通知您的。"

● 想一想 ●

　　1. 护士小芦的做法是否符合礼仪标准，她做到了哪些方面，还有哪些不足的地方？

　　2. 轮到张大爷时，小芦应该怎样做？

　　3. 如果是你，你会怎么接待张大爷？

一、接待新入院患者

　　接待新患者时，护士应遵循的礼仪原则是热情、同情、爱心、耐心。对于不同年龄结构的患者，根据其生理心理特点，接待时也应使用不同的方法和语言。

1. 接待患儿

　　儿童的特点是活泼、好动，善于模仿，接受能力和求知欲很强，来到医院这样一个陌生的环境，到处可见身穿白大褂的叔叔和阿姨，他们的心里充满了恐惧与好奇。面对新入院儿童，护士首先要树立良好的自身形象，服装得体、整洁、美丽，举止文明、礼貌，态度和蔼可亲，语音柔和、语调婉转，友好并具有爱心和同情心，这些将有助于减轻患儿的恐惧感。护士在称呼中可多用"某小朋友"、"某同学"、"请"、"谢谢"、"对不起"、"别客气"等文明用语，少用"不许"、"不能"、"不要"、"不行"等命令式语气。例如，有的患儿怕见陌生人，护士就要亲切地安慰她："小朋友，不要怕，这里有许多和你一样的小朋友，他们很快就会和你成为好朋友的。"同时要轻轻地抚摸头或拉拉手，表示友好，以增加其亲切感。

2. 接待青年患者

　　年轻人生病时易产生自卑心理，这时他们通常会表现为烦躁不安、愤怒、沮丧、抑郁、不配合治疗等。接待此类患者主要是取得其信任，增加他们对治疗的信心。这就要求接待护士的举止要干脆、利落、自然大方，态度要尊重、热情、礼貌、和蔼，语言要真诚，这些会让他们觉得选择来这里住院是正确的，对治愈自己的疾病是有希望的。但对于异性青年患者要注意把握分寸，避免过分热情，只要不卑不亢，以礼相待即可。

3. 接待中年患者

中年患者的压力是最大的，这个时期的人，上有老下有小，是整个家庭的支柱，在单位又是骨干力量，自己的事业也正处于人生的高峰期。若此时患病住院，患者心理和生活上都存在一定的压力，因放心不下家里、离不开事业、不想住院但又不得不住院，他们的心理活动往往表现为自责、急躁、矛盾。接待的护士要理解、同情对方，必要时对患者进行说服和劝解，劝解时要站在患者的立场，言辞恳切，避免华而不实。如果患者是因为担心老人、孩子没人照顾而不想住院时，可劝导："我理解您此刻的心情，不过您一定要安下心来养病，只有您痊愈了，才能更好地照顾老人和孩子。您的孩子都大了，也该放手了。他总是要独立的呀，就算是给他一次机会锻炼一下嘛。"

4. 接待老年患者

老年人大多行动缓慢，心理上具有孤独、不安、爱猜疑等特点。这就需要护士对他们更加尊敬、和善、耐心帮助。称呼用"大爷"、"大娘"、"阿姨"等或以职务称呼"某科长"、"某主任"、"某老师"等，切记直呼其名，以免引起老年人的不愉快。在与老年人交流时要有耐心、爱心。老年人视力、听力较差，交谈时，声音要洪亮，咬字要清晰，通俗易懂，不急不躁，必要时可发挥体态语言的作用，并辅以适当的表情，如点头微笑、同情的注视或温柔的动作等。

二、接待患者家属与来访者

（一）接待患者家属

护士与患者家属之间的关系，实际上是护患关系的一种延伸，可是在繁忙的护理工作中往往被护理人员所忽视，患者家属是患者最有力的社会支持者，我们作为医护人员应及时、准确地跟患者家属进行沟通，及时提供各种反馈信息，安慰、关心、爱护和尊重患者家属，维护患者家属的身心健康，帮助家属提高应对能力，促进医护患的合作，发挥家属在患者康复中的作用。

要处理好与家属间的关系，护士应遵循的礼仪原则是礼貌、大方、尊重、友好。面对自己的亲人生病住院，家属的反应因人而异，着急、恐慌、紧张、束手无策等这些负面情绪常常直接影响到患者的情绪，使他们更加焦虑，甚至会加重病情，家属又往往会从医护人员的举止行动中猜测、判断自己亲人的病情发展、治疗效果。因此，护士的一言一行，一举一动，哪怕是一个微笑、一个眼神都起着至关重要的作用。处理好与患者家属间的人际关系，可以缓解患者的紧张、对抗情绪，还可通过家属详细了解患者的生活习惯、心理状态和家庭支持系统，有利于护理工作的正常开展，减少护患纠纷。具体有以下几个方面。

1. 热情接待家属的探访，做好入院时的宣传教育

护士应热情地接待来医院探视患者的家属，有的患者家属第一次来到医院，对医院环境不熟悉、不适应，对医院的规章制度也不了解。在接待的过程中，护士态度要热情、主动询问并耐心听取家属要求、给予引路，并主动介绍医院环境、陪护探视制度及注意事项。这样才能使患者家属感觉到被尊重、被接纳，对护士产生信赖感并主动与护士一起承担对患者照顾的角色功能。在宣传陪护探视制度时，护士的态度要认真、严肃，语气要平和、自然，举止要大方、得体。让家属了解这些制度更多的是从患者的角度出发，为了保证患者得到良好的治疗、优质的护理和充足的休息而制定的，从而使家属理解，并能主动配合。

2. 耐心解释家属提出的问题

患者生病住院期间，家属由于对患者病情的关心和对疾病的不了解，却又急于想知道结果，因而会向护士提出一系列与患者病情有关的问题。护士应根据自己掌握的专业知识、临床经验和所了解的情况，向患者家属耐心地进行解释，做到有问必答，多问不烦，以消除患者家属的焦虑和恐惧等情绪。但是有的家属会出现不停询问的场面，甚至有时解释一次两次还不够，这时就需要护士有足够的耐心，切不可嫌烦、敷衍、搪塞。如果护士真的不能解答，可转告患者的主治医师由其主动向家属解释患者的病情。通过这种交往，既可以增加患者家属对护士的信赖感，同时还可以通过家属做好患者的心理护理工作。

3. 掌握好交谈的艺术和技巧

在与家属交谈病情时，注意把握讲话的分寸，讲究谈话艺术。要根据其家属的文化水平、心理状态及承受能力来把握谈话的分寸，谈话的方式、方法也要因人而异，既要把病情讲清楚又要维护家属的心理健康，做到科学地解释、诚恳地安慰。特别要注意的是对于患者家属提出的医疗方面的问题，回答时要与医生保持一致，避免引起不必要的纠纷。

4. 主动及时介绍患者的病情，虚心听取家属的意见

家属到医院探视是为了能够照顾患者和了解患者的病情、治疗和护理情况，护士应理解亲属的心情，主动向患者家属介绍患者的病情、治疗措施及预后，让他们对患者的情况做到心中有数，以减轻他们的紧张焦虑情绪，也便于家属做好各种安排。患者家属出于对患者的关心，往往对病情观察得比较仔细，对患者的心理状态也了解得比较清楚，对于患者的护理常常能提出一些合理的建议，护士应主动征求亲属的意见，认真倾听，虚心接受。

5. 给予家属心理支持

亲人生病，家属会产生不同程度的紧张、焦虑情绪，尤其是突患急症或不治之症患者的家属，往往会感到烦躁不安、孤独无助和不可接受，他们很需要医护人员的帮助和支持。护士应耐心细致地做好家属的思想工作，使他们对疾病有正确认识，减轻心理负担，共同稳定患者的情绪，促进患者早日康复。

6. 指导家属参与对患者的护理

一般来说，家属都有参与护理的积极性，希望自己能更好地照顾患者。但他们大多数不具备医疗和护理知识，不懂得如何参与，这就要求护士进行认真而有效的指导。当患者出院时，护士应与家属进行直接沟通，指导他们更好地帮助患者进行后期治疗和休养。

（二）接待来访客人

来访客人一般指来医院参观、学习或为其他事宜来访的人。护士接待此类人员应遵循的礼仪原则是周到、谦虚、友好、大方。

1. 自我介绍

客人落座后，护士应主动及时地做自我介绍，如果来访者先递了名片，则应当及时地回赠，满足来访者渴望了解对方的心理，给人一种被尊重的感觉。这样双方就能在极短的时间内大致了解对方的身份和意图，从而给下一步的交往和工作带来方便。

2. 热情有礼

护士及所有的医院工作人员，对来访客人应热情、友好地接待，有礼有节。当客人到来时，要立刻起身，表示欢迎。如问候："您好，请进！一路辛苦了，欢迎您来到我们医院。"接着根据具体条件沏茶倒水，以示热情。

3. 举止恰当

护士在任何情况下，正确地运用握手礼仪，都是为了表示对对方的尊重，握手时，应在女士、上级、长辈等"尊者"伸出手后再相握，面部要流露出诚挚、亲切的笑容。

4. 介绍同事

必要时，护士要把自己的同事介绍给客人，介绍时应按照把"卑者"介绍给"尊者"的原则进行，目光热情有度，注视对方，如果将目光移向别处，是对被介绍人的不尊敬，更不能用食指和中指指指点点。

5. 介绍环境

向外来人员介绍工作环境时，要体现出主人翁的态度，热情、谦虚、诚恳。这种态度不仅表现在言谈神态之间，还表现在其他行动和细节上。例如，不可让客人独坐过久、与其交谈时不可心不在焉、一边交谈工作一边应酬等。这些都显示出对客人的不够尊重。

（三）陪同与引导

当医院有来宾到访或接待上级的视察、参观时，护理人员要亲自为之带路，或陪同来宾前往目的地。引导来宾既是一种例行公事，也是医院作为东道主给予来宾的一种礼遇。

随着医院服务水平的不断提高，在患者就诊过程中，对患者挂号、就医、诊疗、缴费等求医过程，给予热情必要的陪同及引导，是提高医院服务水准的有力措施之一。

1. 一般礼仪

遵守不同场合的礼仪，如办公室礼仪、会议室礼仪、病房礼仪等。

一帮情况下应由医院的接待或办公室人员负责此事。倘若是贵宾到访应有医院的最高负责人出面。但应避免刻意的兴师动众，前呼后拥。

2. 引导者礼仪

（1）在引导开始时引导护士应主动上前和来宾点头问好以示礼貌，然后毕恭毕敬、面带微笑地向来宾说一声"各位请"或"大家请随我来"，与此同时，还必须以自己的左手掌心向上，五指并拢，抬至齐胸高，伸直后为来宾指示方向。在引导来宾行走的过程中，如果东道主单位仅有一人，则应在来宾的左前带路。如果东道主单位有多人陪同，其中的职位最高者，应居于左侧，与来宾一起走在前排，东道主单位的其余人员，则应随行于其后。如为护士引导患者进病区时应始终走在患者左前或右前1米左右的距离。

（2）在引导来宾时一般不宜高谈阔论，以免使客人分神，而失足摔跤，当众出丑。引导人员需要说的只是提醒来宾"脚下留神"，或在拐弯、上电梯、进入房间时，告诉来宾"请这边走"。

（3）在上楼梯、拐弯处、进电梯、进入房间时，走在最前面的引导人员应稍候一下来宾。进入无人管理的电梯时，引导人员应率先进入电梯，按住"开"的按钮，等客人进入电梯后关闭电梯门，到达后，引导人员按"开"的按钮，让来宾先出电梯。进入有人管理的电梯时，引导者应待全体来宾进入后方可进入。不过要是电梯里的人很多，出电梯时自己又堵在门口，则可首先出去。引导来宾进出病房时，引导者可先进一步，主动开门，待来宾通过，再轻掩房门，尽快跟上。

（4）引导来宾出入轿车，如果引导者与来宾一同出行，宾主不同车时，一般应为东道主座车在前，来宾座车居后；宾主同车时，则要遵守引导者后登车、先下车，来宾先登车、后下车的原则。

（5）条件允许的情况下，最好为来宾专门准备一间休息室，引导来宾进入会场或休息室之前，必须向来宾主动说明此时位于何处。

（6）引导来宾前去会晤某人，而宾主双方此前并未见过面的话，需要提前告知来宾，如我们现在前去王院长的办公室或李局长现在正在会客厅恭候大家等，以便让对方思想上有个准备。引导来宾经过拥挤、坎坷、危险路径或上、下楼梯时，务必叮嘱对方：请注意脚下、请各位留神、请您注意安全等。

第二节　护士交往礼仪

一、同事交往礼仪

　　护士作为社会中的人，和同事交往应遵循的总的礼仪原则是团结、互助、诚信、善待。护士作为医院的工作人员，由于工作性质的特殊性，在医院要同各方的同事打交道，其社会接触范围也较广，如护士、医生、医院后勤、行政人员等。无论和什么部门的同事相处，都必须遵守团结、协作、健康的交往原则，因为同事间相处久了，彼此都有了较全面的了解，其工作条件、心理状态均相差不多，只有做到相互信任、以诚相待，才能使同事间的友谊地久天长。具体表现为以下几个方面。

（一）信守诺言，以诚待人

　　同事之间的交往应该遵循以诚相待的原则，但不要轻易答应自己没有把握完成的事。而一旦允诺了对方的事，不管有多大的困难也应该尽一切努力去完成，否则会失信于人，以后很难再得到同事的信任。如果由于某些特殊原因，没有帮同事把事办成，就应该诚恳道歉，并解释事情的原委。如果帮同事把事办成了，也不要经常挂在嘴上，时刻提醒对方或者是到处炫耀。

（二）宽容大度，互相友爱

　　每个人都希望得到别人的关爱，但只有从自身做起，尊重师长，爱护同事，才能营造出一个温馨的公共生活氛围和良好的同事关系。在工作中，如果彼此发现对方有问题或偏差时，应及时诚恳提出，不能袖手旁观，任其发展。而听取意见的一方，对同事的善意批评应虚心接受。如医生在医嘱方面出现差错或错误时，护士发现后要礼貌地给予指出，充分发挥团队精神，避免在工作中出现失误。但是长时间在一起工作，同事间难免会产生误会和矛盾，当出现分歧与矛盾时，每一个人都应该以冷静、大度的态度去处理，始终把患者的利益放在第一位，仔细分析原因，寻求恰当的机会去解决问题。只要能够坦然地去对待矛盾或别人的误解，并能够以冷静的态度去积极寻求解决的办法，矛盾和误会总是会解决的。

（三）善待他人，幽默有度

人和人之间的能力、水平、教育、个性均是有差异的，应正确对待，不必自卑，也不必骄傲。要学会善待他人，对同事在某些方面的成就和幸运，要真诚地表示祝福，决不能产生嫉妒心，借机寻衅或捉弄报复。善待他人，就是善待自己。善待同事有时仅仅需要你的一点耐心、诚心和细心，这是世人皆能办到的事情。在单调的工作中，幽默风趣地交谈会给同事间的交往带来可贵的情趣，但幽默过度等于油嘴滑舌。幽默是一种技巧，是化解尴尬气氛的"调和剂"，用幽默来化解同事间的紧张关系，必然会赢得所有同事的信赖与尊重。真正学会在不伤害任何一方利益的前提下，化解矛盾双方的误解，不偏不倚，成为大家信赖的人。绝不可借幽默来恶意中伤，诋毁同事。

（四）讲究协作，互相支持

一件工作尤其是护理工作，想要做好需要多方面的协调，要求护士在工作中一定要同心协力、相互协作、相互支持。对待自己的工作一定要克己奉公，不能推卸责任，需要帮助时要与同事商量，不可强求；对方请求帮助时，应尽自己所能真诚相助；对年长、资历深的同事要多学多问、多尊重，对比自己年纪轻的同事要多帮助、多鼓励。这样才能建立一个团结、文明的工作环境。

（五）体谅难处，倾情相助

不管在工作中还是生活上，同事若有难处，都应予以体谅，尽力帮助。当同事在生活上遇到困难时，要学会换位思考，千万不要吝惜你的关心与安慰，尽自己的能力，倾情相助。对同事的重视会让他感受到你真挚的友谊，这是赢得对方信任的关键。

二、与上级交往礼仪

在日常工作中，摆正关系是搞好上下级关系的前提，但是与上级领导相处不是简单的服从、服务，而是既要热情又不过火，既要大度相处又不缩手缩脚。应遵循的总的礼仪原则是：尊重、礼貌、自重、谦虚。具体应从以下几个方面注意。

（一）尽职敬业，当好参谋

下级若想让上级满意，最重要的前提就是爱岗敬业、圆满出色地完成本职工作。除此之外，还要起到参谋助手作用，树立参与意识。护士的直接上司就是护士长，工作中护士要以主人翁的身份，为护士长的工作和集体利益主动出谋划策，献计献策。当护士长工作遇到困难时，要设身处地地替领导着想，帮助其渡过难关。如给护士临时调班是护士长比较头疼的事，遇到科里的同志有需要调班时，要主动积极担当替班的责任，为护士长分忧解愁。

（二）接受任务应积极热情

对上级领导下达的任务，下级应积极响应，如义诊、加班加点、抢救患者、为科室整理文件资料等，不论工作重要与否，艰苦程度如何，每一位护士都应竭尽全力去完成。如对护士长的安排有疑问或意见时，应耐心听完后再提出自己的看法，不能中途打断或当场大吵大闹让领导难堪。

（三）尊重领导，不卑不亢

在工作中，要尊重领导，维护领导的尊严。如乘坐电梯或在走廊遇见上级时应主动、大方地向上级打招呼或面带微笑行点头等致意礼节。如果碰到解决不了的事，要向上级请教。不论上级领导的年龄大小、阅历深浅、水平高低，都应尊重其人格、维护其权威。对于上级的提问要积极热情，有礼有节。不能唯唯诺诺，过分谦恭。切忌背后议论、指责领导，不要当面和领导乱开玩笑，更不能和领导不分彼此。

（四）正确对待批评与提醒

护士在工作中难免出错或失误，当领导对下级工作中的失误提出善意的批评时，下级应虚心接受，正确对待，在以后的工作中引起注意，积极改正。同时，下级给上级领导提建议、意见时，也要选择适当的场合、时间，并注意说话的语气、方式、方法。与上级领导相处注意保持适当的距离，既不可太近，被人认为"献媚"；也不可太远，以为你高傲、自负、冷漠。异性之间更要注意分寸，以免给别人造成误会。

（五）不能越权

在职场中，权力代表着一种威严。上、下级之间并不存在不可逾越的鸿沟，只是社会赋予了这两者不同的社会职能而已。记得一位朋友曾经说过：千万不要蔑视你的上级，既然能做你的上级，就肯定有过你之处。就一般职员来说，在工作上，不能使用超越自己一定范围内的权限，不能越俎代庖。如果下级替代了上级，定会招致上司的不满，还会给工作造成混乱。下级要服从上级领导，要严格按照上级的指示工作，并维护上级的威信。尊重上级，争取上级的帮助和支持。认清自己工作的位置和地位，尽可能地帮助上级排忧解难，识大体、顾大局。

（六）要分清场合，注意分寸

在下班后，也许你的上级喜欢拉着你聊天，但你也不要因此就认为在日后见了上级，就可以跟他随意说话、拍肩搭背；就可以私自进入上级办公室无所顾忌，随意翻动上级的物品；就可以随便乱动上级使用的办公电脑等，这种做法是不合乎礼仪规范的。在公众场合遇见你的上级，不要表示出特别的热情，礼貌地道声"您好"就可以了。千万不要问寒问暖跟着说个没完。

（七）注意礼貌

见到你的上级应该注意修整一下自己的衣冠，以示尊重，并上前打招呼。如果距离远，不便呼叫，可注视之，目光相遇，点头示意就可以。近距离相见则用礼貌用语打招呼。无论在单位内还是单位外，只要有上级在场，离开的时候一定要跟你的上级招呼一下"对不起，我先走一步了"，或者和领导说"再见"。向上级汇报工作，需要进入上级的办公室前应敲门，报上名字，直到得到上级的允许才能进入办公室，绝不允许在没有敲门的情况下，直接进入上级的办公室。汇报工作应条理清楚，简明扼要，在上级办公室里未经允许不可随意翻阅文件。

（八）不可轻易越级汇报

在工作中遇到问题时，无论你的工作有多积极、多努力，都不可越过你的直接领导去请示更高一层的领导，这是初入职场的新职员容易忽视的一点。在职场，一定要把尊重他人放在首位。遇到问题，首先要向你的直接领导汇报，除非遇到特殊情况，否则不要轻易越级汇报工作。这样的举动，对你的直接领导来说，是一种不尊重。从高一级领导的角度来看，你间接传达你的直接领导工作有"问题"，或者让人觉得你有特别的目的，这样的举动会给你的职场带来许多麻烦。所以，上下级之间一定要学会沟通，懂得尊重，创造一个和谐的工作氛围，这才是提高工作效率的方法。

三、与下级交往礼仪

身为上级，对下属说话时，应少打官腔，语言、声调要亲切、平和，而不是"居高临下"，动不动就当场呵斥，语言甚至带有侮辱性，这是缺乏修养的表现，即使对方是你的下属，但在人格上是平等的。

（一）提高个人修养

关心下属是领导的职责。如果你是一位好的领导那么就别让体贴下属成为一句空话，而是用行动确保每一位下属都拥有良好的工作环境和心情。对年轻的下属多在工作上给予意见，不仅教他们做事，还要教他们做人，耐心回答他们提出的问题，充当一位友善的辅导员。平时多关心下属，当同事精神沮丧时给予他鼓励，在他们生活上遇到困难时要及时给予帮助。

（二）作为上级应言而有信

身为上级，不宜轻易许诺。要言必信，行必果，努力办到。对有些无法办到的事情，应该对下属说明原委，求得谅解。要知道，上级的工作需要下属的配合。

（三）对于下属请示的问题，要作出明确的答复

当下属请示汇报的工作需要你作出处理意见时，应根据实际情况，不管有什么意见，在答复下属时态度一定要明确，不要模棱两可、含糊其辞，这样下属在执行的过程中才不会出现偏差，影响工作的进行。尤其在对于一些重要的工作，作为领导不要推诿责任。

（四）在听取汇报工作时，要让下属广开言路

如果一位领导总是任人唯亲，搞特殊化，对下级有亲疏之分，习惯听那些阿谀奉承之徒的不实之词，并为其所利用，使其他下属不能经常地发表自己的意见，这样会使他们对你更疏远，从而导致上下级之间缺乏沟通和理解，阻碍工作的顺利进行。因此，对给工作提出意

见和见解的下属不能存有偏见，尽量广开言路，鼓励他们积极汇报工作实情，这样才会得到你原本得不到的信息。

（五）在听取工作汇报时，要善于控制自己的情绪

作为上级，常常要和各种人打交道，要会处理各种棘手的问题，如果缺乏对情绪的管理和掌控，一旦下属汇报的工作不尽如人意，那么情绪上必然会有强烈反应，甚至难以控制，难免会在语言和行为上失礼，因此，作为一名高管，必须要学会"克己"，面对各种问题才能保持冷静，妥善处理。

（六）上级同下级说话时，不易做否定的表态

"你们是怎么搞的？""有你们这样做工作的吗？"在必要评论的时候，应当掌握分寸。点个头、摇个头都会被人看做是上级的"指示"而贯彻下去，所以，轻易的表态或过于绝对的评价都容易导致失误。

第三节　不同护理岗位礼仪

导入情景

张大爷经过各种检查后发现不是简单的伤风感冒，而是肺炎，需要住院。门诊护士小芦与住院部护士王红做好交接工作后，张大爷由王红带领进入病房。王红向张大爷及其家属介绍了病房的情况、物品的摆放、淋浴的使用等，卫生处置完毕后，再带领他们去办理入院手续。

● **想一想** ●
1. 小芦与王红的交接工作需要注意哪些方面的礼仪？
2. 在不同的护理岗位，我们需要注意什么？

一、门诊护士礼仪

门诊是医院面向社会、对外服务的重要窗口，是患者进行治疗、咨询、体检、保健的第一场所，也是与患者家属接触最早、最广泛的场所。门诊具有就诊患者多、人员流动性大、患者疾病种类复杂、涉及科室多、患者及家属疑问较多的特点。同时，来门诊就医的患者除生理不适之外，还普遍存在以下心理特征：急切见到医生，希望给自己诊治的医生是资历较深的，希望得到医护人员特别的重视，往往会出现焦虑、恐惧、悲观、自卑、消极的心理，门诊护士面临如此复杂的工作特点，给患者留下的印象是好还是坏都是很深刻的，好印象很容易被患者接纳和信任，而坏的印象一旦形成，对门诊护士而言，则很难有机会去改变它。因此，如何与患者见好第一面，做好医院的形象使者，门诊护士应做到以下一些礼仪规范。

（一）按照礼仪规范注重自己的仪表

门诊护士仪表要文明端庄，给患者以整洁、大方、文明的感觉，以便留下良好的第一印

象。在个人形象方面要严格按照护士的着装标准，在上岗前仔细检查自己，化淡妆，不佩戴首饰，戴好胸牌，服装整洁，给人一个整洁的形象。举止端庄，站姿挺拔，工作期间不与熟人闲谈，不接打电话，在接待患者时，要时刻保持面带微笑。在与患者沟通时多用礼貌性语言、安慰性语言和鼓励性语言，切记态度生硬避免使用刺激性语言或训斥性语言。

（二）为患者创造舒适的就医环境

干净清洁、环境优美、秩序良好、景色宜人的门诊环境会给患者以美好的享受，有助于患者恐惧、紧张心理的减轻或消除。此外，还需注意门诊的就医秩序，它是门诊环境中的一个重要组成部分。门诊护士应采取多种有效的办法，维持良好的就诊秩序，提高诊疗效率，从而提高医护人员的工作质量和工作效率。

（三）主动介绍，热情接待，耐心解答，帮助患者熟悉医院环境

对患者而言，无论是急性病还是慢性病，无论是老是少，都有一个共同的心理需求，就是希望得到重视、同情、理解，希望能够马上见到医生，希望得到护士最好的护理。尤其是在候诊时，情绪容易急躁。作为门诊护士应该充分理解患者的心理，在工作中要热情地接待每一位患者，首先要突出一个"情"字，为患者提供温暖人心、体贴入微的服务。护士要主动和蔼地跟患者打招呼，询问是否需要帮助，合理地安排和维持就诊顺序，做到忙而不乱。对于初次就诊对医院环境还不熟悉的患者，门诊护士要主动向患者介绍医院门诊情况、医院环境，以消除患者紧张、焦虑的情绪，从而对医护人员产生信任。如时间允许可以根据患者关心的问题向患者介绍本医院的一些专科特色、专家诊疗特色及出诊时间，宣传相关疾病预防的常识和基础知识等，营造一个温馨、友善、互助有序的就诊环境。使患者感受到医护人员对他的关心和重视，从而增加患者对医护人员的信任感，消除陌生感。

（四）做好就医指导，为患者提供方便，减少不必要的麻烦

患者从挂号开始，到就诊、取药、做各种检查等，都需要经过几个不同的环节及场所，需要我们的门诊护士耐心详细地给患者做好就医指引，以方便患者，减少给患者带来的不必要的麻烦。当患者挂号时，挂号人员应主动、有礼貌地与患者打招呼："您好！我是门诊护士，请问您挂哪个科？普通挂号费为××元，专家挂号费为××元，请问您挂哪种号？好的，那您请跟我来这边。"根据患者所挂号的科室，详细告诉患者诊室的位置。

（五）特事特办，灵活机动

对一些特殊患者，门诊护士应该主动地给予关爱，如危重患者、高热患者、临产患者、高龄患者或赶火车、飞机的患者，门诊护士应酌情简化就诊程序，但同时还要做好其他患者的解释工作，征得其他患者的同意和理解。

（六）做好健康保健知识的宣传

门诊护士的职责不仅仅是单纯完成护理治疗，还要向患者宣传卫生保健知识，这是护理工作中必不可少的一部分。门诊护士应抓住患者就诊期间的有利时机，通过使用各种宣传手段如发放宣传手册，利用电视滚动视频播放，举办健康宣教板报，集体讲授、

个别咨询等向患者宣传防病、治病的基本知识，提高人们的保健意识，满足人们对健康知识的需求。

二、急诊护士礼仪

急诊科是收治急危重症患者的场所，急诊科患者的特点是起病急、病情凶险，甚至生命垂危，需抢救处理，对救护服务要求更高，讲究争分夺秒。当危重患者被送进急诊科时，患者和家属焦虑、忐忑不安的心情交织在一起，他们把每一丝生的希望都倾注在医护人员身上。急诊的工作不仅直接关系到患者对医院的信心，也关系到患者生命的转归，所以，一名优秀的急诊护士，除了应具备高尚的思想品德、良好的心理素质和精湛熟练的护理技术外，得体的礼仪修养对完成急诊护理工作亦至关重要。

（一）急诊护士素质要求

1. 要有全面、娴熟的专业知识和技术

急诊患者病情重而复杂，如休克、急性中毒、严重的外伤、消化道出血等，这就要求急诊护士必须掌握丰富的理论知识，能在最短的时间内正确判断患者的病情，迅速制订抢救计划，以挽救患者的生命。此外，急诊护士还要掌握抢救程序、抢救要点，各种抢救药品的作用原理、使用剂量、不良反应和配伍禁忌。在掌握护理专业基础知识的前提下，还应对各种抢救器械进行熟练操作，包括呼吸机、心电监护仪、除颤器、吸痰器等。在对患者进行抢救时，动作要娴熟、敏捷，忙而不乱，以赢得抢救生命的宝贵时间。

2. 急诊护士要有团队精神

团队精神是协作精神和服务精神的集中体现，在急诊护理管理中，护理团队精神建设起着至关重要的作用。在危急时刻，急诊护士要与医生配合，齐心协力抢救患者，及时沟通，分工合作。急诊护理工作中不确定因素和突发事件常需要护理人员及时快速做出反应，共同协作和密切配合，某一环节或某一个人的工作出现偏差，就可能影响整体工作质量，甚至危及患者的生命，因此，急诊护理的团队精神显得十分重要。培养一支充满团队精神的高素质护理队伍是全面提高急诊护理质量的重要保证。

3. 要有奉献精神和高度的责任感

急诊工作的工作量非常大，且抢救工作又很紧张、辛苦，工作中需要随时为患者清理呕吐物、脓血、痰液、大小便等，是一般人很难承担的艰巨工作。因此，急诊护士应不怕脏、不怕累，以高度的责任感，想患者之所想，急患者之所急，从繁重的护理工作中实现自身价值，为抢救患者的生命、减轻患者的痛苦而努力工作。

4. 具有良好的身体和心理素质

急诊护理工作节奏紧张，工作繁重，质量要求较高，急诊护士既是脑力劳动者，又是体力劳动者，在工作中拉、背、抬、扶患者是常事，因此体力消耗较大，除了完成日常轮班工

作外，遇重大抢救或意外事故，还要加班加点，急诊护士如没有健康的体魄，就无法胜任急诊工作。当面对心情焦躁、情绪激动的患者家属时，作为急诊护士要始终沉着、冷静，要学会处变不惊，忙而不乱，根据患者的具体情况，做出正确的判断、处理。

5. 高度的法律意识

随着国家法律法规的不断完善和健全，患者的法律观念也在逐渐加强，对医疗服务质量、护理质量的要求在逐渐提高。在护理工作中，急诊护士稍有疏忽，就会造成患者的不满和投诉，甚至产生医疗纠纷。因此，急诊护士应严格遵守各项操作常规，增强法律、法规意识，依法执业。

（二）急诊接待礼仪

1. 掌握急诊患者的心理

（1）焦虑心理　恐慌不安、焦虑等是急诊患者常见的心理状态，尤其是高热、休克患者。

（2）惧怕心理　由于起病突然（如各种外伤、大出血、剧烈疼痛等），患者往往缺乏心理准备，对突如其来的病情感到恐惧，惧怕死亡，害怕由于疾病而失去原有的正常生活，害怕诊断不准确而被贻误等。

（3）依赖心理　伤病造成患者的行为退化、情感幼稚，如患者因疼痛、发热而呻吟、辗转甚至大声哭喊。

（4）听天由命心理　有些患者患急性病后，觉得事已至此，只能听天由命，听任医务人员的摆布，对病情和治疗结果持无可奈何的态度，面对患者的上述心理状态，护士应针对性地采取措施，适时、恰当地给予安慰和治疗。

2. 急诊接待礼仪

根据急诊患者的不同心理和实际情况，急诊护士接诊时应采取适当的救治措施，在接诊的礼仪方面应注意以下几点。

（1）稳定患者和家属的情绪，陈述利害　急诊患者由于起病急、来势猛，患者和家属都缺乏心理准备，从而表现出紧张、恐惧的情绪。急诊护士要针对这些情况，给予患者和家属适当的安慰和解释，陈述利害，尽快减轻或消除患者和家属的紧张情绪，使患者得到救助。

（2）争分夺秒，果断处理　护士对病情有个大致的了解后，迅速对伤病员进行必要的救治处理。救治工作的方法要正确，决策要果断，措施要得力，充分体现护理人员处理问题的针对性、及时性，增强患者对护理人员的信任感，以果断的决策和得力的措施赢得抢救的机会。

（3）急不失礼，忙中守节　对急诊患者的接待虽然要求紧张及时，但也不等于可以不顾礼节，应当做到急不失礼、忙中守节。急重症患者心理较复杂，总是有一种恐慌感和绝望感，急诊护士在接待患者时更应考虑到患者的特殊心理，态度要更为温和礼貌，处理病情果断而及时，繁忙中仍能不失礼节，耐心且有关爱之情，这对于患者不仅仅是态度上的关心，更重要的是给予患者信念上的支持。

3. 救治中的礼仪

（1）充分做好急救前的准备工作　急诊室是抢救患者的"第一线"，是抢救生命的重要场所，"时间就是生命"。所以急诊护士要按照各自的岗位职责，随时做好各种抢救器械、物品、药品、设备的准备工作，做到备用齐全、性能良好，同时做好需消毒物品的及时消毒，以满足紧急使用的需要。除此之外，急诊护士还需要做好自身的准备，平时应熟练掌握各种抢救器械的使用，以及熟练掌握各种急诊抢救措施和技术。

（2）积极主动、团结协作，有效地配合诊治和抢救　急诊的抢救工作是医护密切合作的过程。急诊护士既是一名医生的合作者，又是患者的急救者，作为护理人员要积极、主动与医生做好配合，对于病情危急的患者，在医生到来之前，抢救护士可以酌情给予急救处理，如吸氧、吸痰、人工呼吸、止血与包扎、胸外心脏按压、建立静脉通道等，以免延误最佳的抢救时间。在涉及多个科室的联合救治时，各科医护人员要密切配合，团结协助，注重同事间的文明礼貌，相互尊重、相互理解，共同完成急救工作，不能因为言语不慎、协调不好而伤害同事感情，影响抢救。

（3）妥善处理与家属的关系　由于急诊患者起病急，病情凶险，家属在思想上往往没有任何准备，对患者较差的预后无法接受，往往会语言偏激甚至做出一些不理智的事。此时急诊护士应理解患者家属的一举一动，在抢救的同时给予患者家属恰当的安慰和理解。对于患者家属过激的言语，要冷静对待，理解他们此时的心情。同时，要随时告知家属患者的病情变化，使家属做好充分的思想准备。

（4）急而不慌、忙而有礼　作为急诊护士必须具有较强的应变能力。急诊患者发病急，来势凶猛，这就要求医护人员果断采取最佳的急救措施，真正做到沉着应战、临危不乱，始终保持急而不慌、忙而有礼、从容礼貌的工作态度，以稳定患者和家属的情绪，争取得到更好的配合，有利于进一步的救护。

三、病区护士礼仪

病区是患者接受进一步全面检查和治疗的卫生保健场所。当患者经医生初步诊断需住院接受治疗时，患者将住进医院，此时患者及家属由于对病情不了解心情都比较沉重，再加上对医院环境陌生，人员不熟悉，难免产生焦虑、沮丧、恐惧等情绪。此时，作为一名病区护士在工作中应以患者为中心，努力为患者创造一个洁净、温馨的病区环境，热情礼貌地接待每一位住院患者，积极安慰患者和家属，消除或缓解其负面心理情绪。使患者安心住院治疗，并树立战胜疾病的信心，从而促进疾病的康复。

（一）病区护士素质要求

1. 热爱护理专业、工作尽职尽责

爱岗敬业是每个人必须具备的基本素质，作为一名合格的病区护士要热爱护理专业，具有敬业精神和全心全意为患者服务的思想，有强烈的责任心和责任感。在工作中必须兢兢业业

业，认真履行自己的职责，管理好病区的人、财、物。高度尊重患者权利，把患者看做是朋友，对待患者一视同仁，对患者提出的意见要认真思考，适时解决。

2. 具有扎实的专业知识和娴熟的业务能力

随着医学模式和护理观念的转变，护理人员必须具备广博的社会知识，扎实的专业知识和娴熟的操作技能，才能够分析和解决临床上的疑难问题和突发事件。病区护士还要能够全面了解患者的病情、背景及经济情况，能及时有效地向主管大夫反映患者的情况。加强自然科学、社会科学及人文科学知识的学习，满足不同层次患者的需要。特别是在网络时代，更需要加强计算机的学习，熟练掌握，提高工作效率。

3. 高度的责任感

护士人员每日工作特别繁忙，难免会忙中出错，这时最容易导致医疗纠纷和医疗事故，所以护士应该加强责任心，忙而不乱，严格执行三查七对，宁可稍微慢一点，也要按照规章制度行事，同时做好对患者及家属的解释工作，比如更换液体，多数病房都是使用呼叫器通知护士，家属看到液体将要滴完的时候才赶忙呼叫，因为担心续不上，就赶到护士站催促快点换，态度也很急躁，当看到护士拿起液体并不马上去换，还要查对姓名床号，就觉得不耐烦，会抱怨说："快点！都跟你说已经滴完了还不快点！"这时护士一定要保持镇静，不要被家属的情绪所影响，做自己该做的事，可以这样回答："为了患者用药安全，我查对完马上去。"护士这样做，既可以缓和家属急躁的情绪，又可以表明我们做事认真严谨的态度，能有效防止出现言语上的纠纷，造成护患矛盾。

4. 端正的服务态度

病室护士代表一个科室的形象，应当端庄大方、谈吐文雅。在服务态度方面应当主动热情，而不是态度生硬，在任何情况下都要冷静、沉着、机智、理性，要善于控制自己的情绪。真正做到想患者之所想，急患者之所急，解患者之所困，积极主动、热情真诚地和患者建立平等、融洽的护患关系。

5. 有效的人际沟通

护士作为护理活动的实践者，必须掌握一定的沟通技巧，学会恰当地运用沟通技巧来建立良好的护患关系，以利于护理行为的实施，促进患者的早日康复。然而在实际工作中，常有护士抱怨与某些患者沟通困难，达不到理想的沟通效果。尽管护士为患者提供护理服务时认真负责，但护理效果却难以得到患者及家属的肯定，这除了与护士本身的专业技术水平有关外，很大程度上与沟通效果不佳有关。护士应多与患者及家属沟通，用热情友好的语言、表情和行动向患者表达自己的关怀和重视，给患者以关注和抚慰，使患者对护士产生朋友般的信赖，从而取得理解和配合。如在给患者输液时，可以主动询问患者："您今天感觉怎么样？饮食如何？肢体有无胀痛……?"，鼓励患者表达出自己的感受，针对患者不同的感受，给予健康教育、饮食指导、功能锻炼及相关知识宣教。

（二）患者入院时的护理礼仪

患者来到医院住院治疗，会因人生地不熟而感到恐惧、紧张和焦虑。要为患者及其家属留下良好的第一印象，就必须面带笑容，热情接待，彬彬有礼，落落大方，使患者有宾至如归的感觉。

1. 办理入院手续

当患者需要住院进行治疗时，首先面对的便是陌生的环境、疾病的威胁及缺少信息等一系列问题。护士应热情、礼貌地指导患者及家属持相应证明到住院处办理住院手续，如填写登记表格、缴纳住院押金等。由于患者对医院的环境和制度不熟悉、不了解，往往心情比较焦急，在办理住院手续的过程中可能会表现出急躁、不知所措的情绪，此时护士一定要耐心、细致地向患者做好入院安排，切不可表现出冷漠、不耐烦情绪，尤其不可给患者脸色看、大声斥责患者。

2. 向入院患者做介绍的礼仪

护士给患者的第一印象是非常重要的，当新入院患者来到病区，接诊护士要起立面向患者，微笑相迎，先礼貌地道一声"您好"，拉近与患者的距离，然后热情地接过患者的物品，亲切地问候和自我介绍："您好，我是值班护士，今天由我来接待您，请您先把病历交给我，好吗？"同时双手去接病历，以示尊重。如果此时旁边有其他护士在场，也应抬起头来，面向患者，亲切微笑，点头示意，以示欢迎。在向患者介绍其责任护士及主管医生时应说："您好，我是您的主管护士，我叫XXX，您叫我小X就行了，如果您有什么需要可以随时找我。等会儿我会详细地为您介绍入院后的有关事项。您的主管医生是李教授，待会儿他会为您做详细的检查和治疗。"护士在引导患者进入病区的过程中，要主动帮助患者拎包或者提取重物。护士还要亲自带着患者到病区走一圈，熟悉一下住院环境，并且帮助他与同病室的病友尽快地熟悉起来。热情向患者介绍病区的环境，如护士办公室、医生办公室、治疗室、卫生间的具体位置等，告诉患者病房的具体配置包括床、床上用品、床旁桌、床尾椅。告诉并演示床头灯、呼叫器的使用方法，介绍医院的规章制度、作息时间及有关家属探视的规定。介绍这些时，护士要使用礼貌用语，注意语气，使用"您"、"请"、"谢谢"、"对不起"等礼貌性语言，避免命令式的语气，使患者尽快地熟悉了解医院，适应患者角色，消除其紧张、恐惧心理。

3. 护送患者进入病区

护士在引导患者进入病区时，要采用稍微朝向患者侧前行的姿势，一边走一边介绍病区环境。这不仅仅是出于礼貌，更可以随时观察患者的病情和意向，以便能够及时地提供护理服务。护送过程中，能步行的患者可扶助步行，不能行走或病情危重的患者可用轮椅或平车护送，要根据病情安置合适卧位，保证患者安全。如果与你同行的是一位年长的患者，这时你可以观察他行走是否方便。护送过程中，护士的动作要娴熟、稳重、轻快敏捷，护送过程中还应注意为患者保暖，必要时为患者提供输液、给氧的需要。如果护士护送的是病情较重的患者，应与患者基本平行，以便随时观察患者的状态，尽量缩短把患者送到病房的时间，切忌不能只顾自己往前走，把患者甩到身后。进入病区后，护送人员还要礼貌、耐心、仔细地与值班护士就患者的病情、物品进行交接，做到有始有终。

（三）患者进入病区后的护理礼仪

新入院患者来到病区护士站，接诊的护士应该充分表现对患者的尊重，护士应该起立说"您好"，如果有其他在场的工作人员也应该向患者点头微笑以表示欢迎。患者在护士站办理手续后，应该尽快把患者引入病房，对于一些急症患者或者是一些不方便的患者，如年岁大了，或者是孕妇、小孩，应该尽快调整患者处于最佳舒适体位，责任护士不应该在护士站询问病史、测血压、查体等，这样只会增加患者等候的时间，同时也扰乱了护士站工作场所的秩序。

新入院患者，无论是急症病还是慢性病，都非常希望尽早地知道主管医生和责任护士。所以患者入院以后，责任护士应该在第一时间来看望，安排患者的衣食住行，尽快通知主治医生到场，做好自我介绍以及入院当天相关的检查治疗，以满足患者归属的需求。

在护患交谈中，如果患者取的是坐位，那么护士要采取站位；如果患者取的是卧位，护士则要取坐位，用基本平行的视线，这样更适合彼此的交流。护士在进行护理活动时需要做到以下几点。

1. 仪态自然大方

礼仪与护理工作是密不可分的，护士在护理操作中所展现出的自然、得体、大方的仪态可给人以美感，其体现在护士工作的时时刻刻。比如行走时的庄重自然，推车时的平稳，各项操作的轻、快、准，以及抢救患者时镇静、自然的神态等都能给人以忙而不乱的感觉，使患者对护士的工作能力产生信任，增加患者的安全感，使各项护理工作能顺利进行。

2. 语言亲切温柔

语言美是心灵美的外在表现，也是护理职业形象美的关键因素。护士亲切温柔的语言、规范得体的谈吐使患者感到被重视和被接纳，让患者感到如沐春风。在工作出现语言或行为欠妥时，及时向患者说一句"对不起"，就能尽快获得患者的原谅，解除误会，避免纠纷。

3. 思维敏捷，动作准确

护士应本着对患者负责任的态度，在临床护理中必须做到思维敏捷，动作准确。尤其是在紧急的情况下，凭借严谨的科学态度、丰富的临床经验，给予准确的判断和处理，为患者赢得最佳治疗时间。

4. 护士的首问责任

首问负责是指当患者对治疗有疑问或者对病情渴望了解时，无论问到哪位护士都不应推脱或者让患者去找其他人解决。作为被患者首次问到的护士，如果不能够解决患者的疑问，应设法和其他护士、护士长或者医生取得联系，并且最终把结果告知患者。事后还要询问患者问题解决的情况，直至患者满意。

5. 呼叫器不能代替观察巡视

巡视病房是护士的责任，护士通过定时巡视病房可以及时发现患者的一些问题，比如：输液管道是否通畅，输液穿刺针是否固定妥善，液体是否滴尽，病情是否出现变化，患者是否需要变换体位，引流管固定是否妥当等，以便护士及时处理，提高服务质量。呼叫器能帮助患者通知护士，一般放到患者能够伸手拿到的地方，护士要教授患者使用呼叫器的方法，要知道观察病情、观察输液的情况不是患者的责任。所以，护士不能够单纯的依赖呼叫器，呼叫器也不能代替护士的观察巡视。护士介绍呼叫器时可以这样说："您好，我把呼叫器给您放在这儿了，液体输完或您有什么不舒服，叫我一声，就像这样一按，我们会马上过来看您的。"护士在病区值班时要多巡视，主动地照看患者，放呼叫器，为的是给患者增加安全感，在需要的时候可以及时地呼叫，但它并不能取代护士巡视病房的工作。护士在接听呼叫器时，态度一定要好，语言要非常礼貌，要让患者有安全感。不能说"你等会儿"、"我一会儿就来"，而要回答说"好的，我马上就来"。

6. 操作治疗前要体现对患者的尊重和关心

在护士对患者进行各种操作前，要耐心地对患者进行操作前解释。在做各种检查前，护士进入病房时，应该轻轻地叩门以表示对对方的尊重，并轻声地致以问候如"您好，早上好"。沟通时护士要举止端庄大方，热情友好，让患者感觉到亲切和温暖；在执行留置胃管、导尿、灌肠等操作前，护士应该处处为患者着想，如拉好窗帘，遮挡屏风，耐心给患者做好解释、安慰工作以取得患者的配合。

（四）患者出院时的护理礼仪

1. 出院前的祝辞

患者身体康复需要出院时，护士千万不要误以为患者即将离开医院，就不再和医院、护士打交道，礼仪规范就无所谓了。为了使护患关系有一个良好的结束，给患者留下一个美好的印象，更需要注意患者出院时的护理工作礼仪。

在得知患者痊愈出院时，护士应给予真诚的祝贺。送别时可以说："王先生，祝贺您康复出院，脱去病员服，您的气色显得更好了，真为您高兴，再一次祝贺您。""出院后如何进行康复锻炼还记得吗？希望您能按护士指导的方法，坚持锻炼和调养，您会恢复得更快、更好的。""临走前您能谈谈住院期间的感受吗？请留下您对我们的工作的意见。谢谢您在住院期间对我们工作的理解与配合，如有关照不周，请多多包涵！"同时告之患者本院、本病区的电话号码，以便联络。

2. 细致的出院指导

患者即将出院前，作为责任护士一定要做好出院指导。主动协助患者办理出院手续，进行口头或书面的健康宣教，介绍当时病情及治疗情况，回答患者所咨询的问题，指导如何继续用药，如何随访，如何进行康复锻炼，出院后的饮食起居，出院后的注意事项及复查时间等。还可以请患者留下他的联系方式和家庭住址，便于我们定期进行电话或者上门随访。

3. 出院送别的礼仪

患者出院手续办理完毕，必要的医嘱、健康指导交代完毕后，即将离开病区时，责任护士应将患者送到门口或车上，祝贺患者的康复，嘱咐患者多保重，并向患者行握手礼或挥手向患者告别。温馨的道别，可以使患者感受到你对他的关爱还在延续。可以说"请慢走！请多保重！"等，但切忌说"欢迎再来"。送至车上时要等到汽车发动时方可转身返回。

四、其他临床科室护士礼仪

（一）手术室护士礼仪

手术室是医院中一个特殊的医疗场所。手术室护士工作性质特殊，细微的差错都可能给患者造成伤害。所以工作中必须严格要求自己，养成严谨、认真、细致的工作作风，以最好的精神面貌、心理状态和工作态度，使患者获得最优质的服务。

1. 基本服务礼仪

（1）手术室护士应着装整齐，举止文雅，沉着冷静，进行无菌操作时按要求洗手、戴口罩，动作轻柔。

（2）医、护、患相互尊重，使用礼貌用语，多说"谢谢"、"请"、"麻烦您"、"对不起"等尊重对方的语言，进行有效沟通，减少摩擦。

（3）在手术室等候区接患者，巡回护士应摘下口罩，微笑着向患者问候"您好"，或者根据患者年龄、性别称呼"大伯您好"、"阿姨您好"，用温和、耐心的语言核对患者的姓名、性别、年龄及手术名称，并询问患者的过敏史、皮肤状况等情况，核对无误后将手术患者送入手术间，按手术需要摆好体位，注意保暖。注意不要过早暴露患者身体。

（4）为患者实施各种操作时，动作要轻柔，态度严肃认真，耐心向患者解释操作的目的、可能的不适、配合的注意事项。未接触患者的体液、血液时不戴手套进行操作，以免引起患者误解。

（5）手术时态度严肃认真，不谈笑嬉戏，不讲与手术无关的事，不在手术间谈论患者或与手术无关的病史或其隐私问题，维护患者的隐私权。

（6）尽量提前准备适合该手术医生的器材，如手套的型号、特殊的缝线、特殊的手术器械等。当有疑问或与医生意见不一致时，应主动妥善解决，不能争吵与顶撞。

（7）手术结束时及时为患者穿好衣裤，保护隐私，尊重患者的人格。在适时的情况下，向患者交代术后注意事项，用平车送回科室。

2. 手术前工作礼仪

手术对躯体是一种创伤性的治疗手段，对患者的心理会产生较严重的刺激，容易引起不同程度的心理问题。这就要求护士不仅要协助医生进行手术治疗，而且要自觉的以文明礼貌的言行关心、尊重患者，尽可能减轻或消除患者因手术而引起的紧张、焦虑和恐惧的心理反应，确保手术的顺利进行。

（1）手术前的疏导礼仪　手术无论大小，对患者和家属来说都是一次重要的人生经历，紧张、焦虑和恐惧是术前普遍存在的心理状态，如担心手术是否存在危险、能否成功、预后如何等，这些都会影响手术效果。为此，护士要给患者做细致的疏导工作。

① 亲切交谈，积极沟通：对预期手术，手术室护士要提前到病房，与患者沟通，了解患者的病史、病情。访视时注意服装整齐、仪表端庄、热情主动地向患者做自我介绍，主动与患者交流，了解患者的社会背景、生活习惯、性格、爱好以及对手术认识的态度。对患者提出的问题给予耐心的解答，必要时可与病房护士一起进行心理疏导，给予患者鼓励与安慰。同时，要有针对性地帮助患者熟悉手术的各项准备和注意事项，让患者放心的接受手术治疗。

② 在疏导中要讲究技巧，满足需要　护士与患者交谈应注意选择适宜的语言，交谈时间不宜过长，以不引起患者的疲劳感为宜。语言应通俗易懂，交谈内容精炼，避免使用"癌症"、"死亡"等患者忌讳的语句。通过交谈，疏导患者心理，以使其积极配合手术及术后的治疗与护理。

（2）接患者的礼仪　手术前，患者由手术室护士负责接到手术室。虽然接患者的过程很短，但它是病房护理工作向手术室护理工作过渡的重要阶段，需要手术室护士以和蔼亲切的语言，严谨可信的工作作风，使患者的情绪放松，获得安全感，从而配合手术。在接患者时要做到"三个一"，即一声亲切的问候、一辆整洁的平车、一次认真的查对。

① 安慰鼓励，减轻压力：虽然手术前病房护士已为患者做了术前教育，手术室护士也做了心理疏导，但患者还是会有紧张感、恐惧、焦虑等心理问题。因此，手术室护士到病房接患者时，要态度温和，语言亲切，首先道一声问候，"您好，您昨晚休息得好吗？我来接您去手术室，手术时我会陪在您的身边。"使患者能以平静的心态面对手术。

② 仔细核对，防止差错：手术前护士到病房接患者时，要用礼貌的语言仔细核对患者科室、床号、姓名、性别、年龄、诊断及手术等，查看手术标识及术前管道留置情况，防止接错患者，造成医疗事故。

3. 手术中工作礼仪

患者在手术过程中处于高度应激状态，非常敏感，医护人员对待患者的态度、言谈和举止等都要遵守礼仪规范，容不得半点疏忽。

① 礼待患者，视如亲人：护士对待每一位患者，无论贫富贵贱、地位高低、年龄长幼等，均应一视同仁，视患者如亲人，始终以高度的责任心、细心照顾手术的患者。送患者进入手术间后，护士可以主动向患者介绍手术间的布局、设施、以消除患者对手术室的陌生感和恐惧感。进入手术间后，将患者安置在手术床上，注意遮盖，轻稳地帮助患者摆好麻醉体位，向患者介绍正确的体位对手术、麻醉的作用以及对减少并发症的意义。手术过程中，要细心观察患者的各种体态、言语，如面部表情、手部动作等。对处于清醒状态的患者，主动询问有何不适，多用亲切，鼓励性的语言安慰患者。手术将要结束时，患者进入麻醉苏醒期，护士用手抚摸患者的面部，小声而亲切地呼唤患者的名字，轻声对患者说："××先生，

您醒醒，手术已经做完了，您感觉怎么样？伤口疼吗？"

② 举止从容，言谈谨慎：手术中，由于麻醉方式不同，患者心理反应也不同。局部麻醉时，患者处于清醒状态，对医务人员的表情、行为举止和器械的撞击声非常敏感。因此，医护人员语言要严谨，举止从容、动作轻稳，避免讲容易造成误会的话语，如"太糟糕了"、"完了"等，更不能议论一些容易加重患者负担的话或与手术无关的话。此外，还要做到不显露出惊讶、可惜、无可奈何的表情，以免患者受到不良的暗示，增加心理负担。

4. 手术后的工作礼仪

手术完毕，要密切观察患者的病情，将患者安全送回病房，与病房护士做好交接工作，保证护理工作的连续性。对患者的家属要和蔼可亲，告知手术效果。将患者送回病房后，认真交接，鼓励安慰。

① 和蔼可亲，告知效果：手术结束，等候的家属会十分焦急地前来询问术中的情况，护士要给予充分的理解，耐心的解释，告知手术结果。

② 认真交接，鼓励安慰：患者被送回病房后，手术室护士要全面详细地向病房护士介绍术中、术后生命体征、目前用药、手术情况、皮肤状况、管道留置情况、注意事项等，做到交接认真、全面、细致，以利于病房护士对手术患者病情的掌握，便于术后护理。另外，手术室护士在离去前也应该给予患者和家属一些嘱咐，告知术后的有关注意事项，鼓励患者及家属树立信心、战胜疾病，祝患者早日康复。

5. 手术后的访视礼仪

术后随访有助于我们客观评估手术中的沟通效果，了解患者手术后的心理状况，以利于更好的沟通。随访最好安排在术后患者身体基本恢复、能够配合的时候，如大手术后的第三天。随访要亲切询问患者切口恢复情况，现在已经安全的度过了手术关，要安心养病，争取早日康复。诚恳地征求患者对手术工作的评价及建议。

护理礼仪在手术室中的应用，使患者在接受手术时得到关怀，对手术充满了信心，在心理上获得安全感，减轻了术前紧张、焦虑的情绪，为手术的顺利完成创造良好的条件，同时也助于提高手术室护士的业务素质和护理服务质量。因此，护理礼仪在手术室中的应用是一项不可忽视的重要内容。

（二）ICU 护士礼仪

ICU（重症监护病房）不同于普通病房，是直接与患者面对面进行监护、治疗、护理管理模式的病房。整个护理管理实施过程中，因无家属陪护，护患情感沟通的质量，不仅充分地体现了护患关系的融洽与否，护理质量的好坏，而且直接影响患者病情的转归。护患的情感沟通是通过语言和非语言行为来完成的。ICU 护士的基本服务礼仪规范如下。

① 穿着整齐，语言亲切，行为规范，态度严肃认真。

② 掌握护理急救技术及各种急救仪器设备的操作方法，随时做好各种急救前的准备工作。

③ 严密观察病情变化，详细做好病情记录，积极、主动、有效地进行医护抢救配合。

④ 不管患者意识是否清醒，护士都要用安慰、体贴、关心和有爱心的语言来缓解患者的紧张恐惧心理，减轻精神痛苦，稳定患者情绪。

⑤ 抢救患者期间注意与家属的沟通交流，及时通报抢救情况，关心安慰家属。

患者入 ICU 时礼仪用语

接待护士要亲切、友爱的眼神以及适当的触摸和语气来增加护患之间的亲和力和信任感。ICU 护士要与病房或急诊室护士认真交接患者，并对患者家属做好解释："您好，请在门外耐心等候，监护室内都是危重患者，非工作人员不能随便入内，如果您有什么事情请按门铃，谢谢配合"。

责任护士与病房护士、医生做好交接班工作，密切观察病情，请注意各种管道和全身皮肤等情况，接好各种管道和监护仪器，固定好患者，以防坠床。

ICU 护士对清醒患者常用解释如下。

①"（亲切称呼），您现在在监护室，我是您的主管护士。这里有许多监护和治疗的仪器，我们能时刻观察到您的血压、心率的变化，有什么情况我们会及时给您处理，请您尽管安心休养，有什么不舒服随时告诉我好吗？"

②"（亲切称呼），您好！监护室有许多仪器，您身上还带有几根管子，这些仪器对您的治疗非常重要，您可能会感觉有些不舒服，但希望您能配合治疗。我们在操作时会动作轻柔一点，尽可能减少您的不适。"

患者病情危重时，护士应该向患者家属交代，指引家属到监护室外等候并加强沟通，告知探视时间及相关注意事项。常用语言如下。

①"监护室的患者病情都很重，抵抗能力较低，有切口和检查治疗的管道，需要环境清洁才能防止感染，希望家属理解和配合，可以探视时我们会通知您，并要让您穿隔离衣、戴口罩才能进来。探视时间是每天下午 3 点至 4 点"。

②"为了让患者好好休息，探视患者的时间请不要太长"、"请您尽量克制一下自己的情绪，以免影响患者的情绪"。

③"监护室是 24 小时特别护理，医生、护士会随时在床旁观察病情，请你们放心。"

患者入 ICU 前，应将随身携带的贵重物品带走，以免遗失，特殊情况下可两人一起取下患者的贵重物品做好登记后一起交给家属。与患者交流时，要礼仪用语。对于不能用语言交流、书写或识字困难的患者，应加强非语言交流，如手势交流。

患者转出 ICU 时的常用礼仪沟通用语如下。

①"（亲切称谓），您好，经过这段时间的治疗，您的病情基本稳定了，今天就要转出监护室，一会儿我们就把您送到普通病房。"

②"请您对我们的护理工作多提宝贵意见，希望您好好休养，祝您早日康复。"

在转出时应保证转运过程中患者的安全，向相关科室医护人员交接转出患者的病情、治疗、物品等。

（三）传染科护士礼仪

传染性疾病具有病程长、难根治的特点，所以患者在治疗期间易产生急躁情绪、悲观、敏感、猜忌等心理。他们往往因其病情不能迅速好转而烦躁，也常因病情反复而苦恼。因为传染病患者被隔离，与社会交往减少，因此，与传染病患者建立良好的护患关系更为重要，护士应当给予他们极大的理解和尊重。

1. 缩短沟通距离

患者被确诊患传染病后，不仅自己要蒙受疾病折磨之苦，更痛苦的是自己成了对周围人造成威胁的传染源。人具有社会属性，都有社会交往的需要。隔离就是这些需要的限制与剥夺，这对患者的心理必然引起剧烈的变化。有的护理人员在护理操作过程中，自我保护意识过强，穿戴层层设防，完成常规的操作护理之后匆匆离开，当着患者的面反复消毒，很少主动与患者交谈，造成护患沟通的缺乏。有鉴于此，护理人员应当培养良好的职业道德品质，适当"淡化"自我保护意识，主动缩短与患者的距离，理解患者的痛苦和感受。要采取适当的沟通距离，善于发挥非语言交流中空间效应的作用。给患者操作时，保持最佳距离为30～50厘米，也可以采取必要的、适宜的体触行为，如握手、拍肩等，以示对患者的尊重。沟通时注意目光专注，言行举止不能有任何轻视、嫌弃传染病患者的表示。

2. 引导患者配合治疗

传染病，特别是慢性病毒性肝炎由于疾病的特点，需要长期观察、治疗，因此患者的依从性对疗效和预后影响很大，一定要争取得到患者的积极配合，以期达到治疗目的。

传染病患者在社会上往往已受到别人的歧视，如果再得不到护理人员的理解和关心，会使他们更加悲观。因此，在护理操作过程中，护士要充分尊重、理解患者，平等对待患者，要有意识地通过语言（柔和的，缓慢的）和非语言（一个会意的眼神、一个微笑、一个表示理解的神态、动作等）的沟通方式，拉近护患之间的距离，让患者感到亲切、温暖，能够敞开心扉，取得患者的配合，及时反映自己的想法和病情。

3. 加强患者之间的联系

患者住院期间，护理人员可有意识地安排那些心情开朗，对自己疾病有正确认识的患者主动和其他病员交流，患者之间的相互帮助常常能起到减轻和消除患者心理压力的作用。出院之后，在患者互相理解的基础上，时机成熟时，慢性肝炎患者可以考虑成立"肝病之友协会"，让患者之间能够相互交流、相互鼓励，护理人员应给予定期指导。

4. 健康教育

传染病患者最怕的就是传染，既害怕自己的病传染给家人、朋友，又害怕别人的病传染给自己。因此，无论在门诊还是在病房，健康教育应贯穿始终。告诉患者疾病的传播途径及防护知识，如何在平日的饮食起居中与他人正常相处。我们常见的慢性乙型肝炎和慢性丙型肝炎还可以通过母婴传播而感染。至于日常生活的接触，只有密切接触，如性接触以及各种分泌物的接触，才有可能感染肝炎病毒，一般接触，如握手等，是不会感染肝炎病毒的。再如艾滋病主要是通过输血或血制品、药瘾者静脉注射方式、性接触、母婴传播等方式侵入人体，正常的谈话、握手等不会传播艾滋病病毒。当然，也要教育传染病患者要尊重和保护他人利益。传染病患者应该意识到自己在特定的条件下会对他人进行传染的，因此，在日常生活中，应尽量避免与别人共用餐具、牙具、剃须刀等日常生活用品，同时也要学会理解别人对传染病患者存在的恐惧心理。

第四节　不同工作场所礼仪

导入情景

　　张大爷住院后，觉得总待在病房不舒服，于是想出去走走，但是一个人又不太敢，就想出去找护士问问。当他走在走廊时，看到护士们都很忙，走路很快也没空搭理他，于是很不舒服地回到了自己的病房。

● 想一想 ●

1. 当护士王红发现张大爷的问题后，应该怎样解释？
2. 在工作中如何做才能避免这种事情的发生？

一、医院内走廊礼仪

1. 与他人之间的距离礼仪

　　遇到陌生人时，应保持公众距离，不可主动靠近对方，尤其是异性；遇到需要帮助的患者或办事人员时，应主动上前问好、询问，给予适当的帮助；遇到熟人时，应保持社交距离，并配合相应的礼仪，如问好、点头、握手、目送等。

2. 护士在院内行走时的礼仪

　　应步履轻盈、优美、匀速，做到不慌不忙，稳重大方。不可方向不定、瞻前顾后、速度多变，或弯腰驼背、步履拖沓、一副无精打采的样子。若两人或多人并行时，应举止端庄大方、挺胸抬头、面容平和，不可搂抱、勾肩搭背，显得过分亲密。如遇到刮大风，护士应用手按压衣服、裙边，不可任其飞扬。

3. 院内与他人相遇时的礼仪

　　遇到有重要来宾到访时，护士可视距离的远近而表现出不同的礼仪。距离较近时，护士可大方地迎上前去问好，如："您好！""欢迎光临！""请多提宝贵意见！""请您多指教！"等；距离较远时，护士可行注目礼，不可指指点点、前呼后拥或驻足围观。

4. 护士通过走廊的礼仪

　　医院有各种长廊、病房走廊，护士行走在走廊时，总的礼仪原则是稳重、规范、轻盈。

　　（1）保持安静　护士通过走廊时，一般应缓步而行，尽量轻声，不要发出巨大的响声。因为走廊多连接病房，若快步奔走、小跑或大声喧哗，不仅会影响患者的休息，还会给患者造成心理上的紧张。我们在临床工作中经常可以看到这样的情景，例如一个护士站在走廊大声呼叫另一个护士的名字，理由很简单，就是让另外一个护士接电话。这样的行为举止往往会引起患者的反感，甚至影响我们护士在患者心目中的美好形象。

（2）主动示礼　护士在通过走廊时，一般应单排行走或两人并行，以不影响对面走过来的行人为原则。不能多人并行，多人并行会阻碍别人的正常行走。当对面行人过来时，如果是同事要点头问好。如果遇到患者，护士除向患者问好；还要主动询问患者是否需要帮忙等。

（3）主动右行　通过走廊时，还应主动走在右侧，这样即使对面有人走来，也不互相干扰。若是在通过仅能容纳一人通过的走廊时，要主动侧身相让，请对方先通过。假如对方先这样做了，一定不要忘了向其致谢。如果推着治疗车在走廊和患者相遇，也应将车推向右侧，请患者先行，并要面带微笑目送其通过。

二、办公室礼仪

（一）一般工作人员的礼仪要求

我们每天有三分之一的时间都是跟同事们在一起，同事扮演了非常重要的角色。办公室既是工作场所也是公共场所，办公室就是一个小社会，工作人员只有懂得相应的仪礼知识，才能表现得体。

1. 办公室仪容、服饰礼仪

（1）头发　办公室人员的头发要经常清洗保持清洁，做到无异味，无头皮屑。男士的头发前边不能过眉毛，两边不能过鬓角；女士在办公室尽量不要留披肩发，前边刘海不能过眉毛。

（2）指甲　指甲不宜过长，一般不应超过甲肉。应注意经常修剪，女性职员指甲油要尽量用浅色。

（3）面部　女士职员要化淡妆上岗，不能浓妆艳抹；男士不能留胡须，面部保持清洁。

（4）口腔　保持清洁，上班前不能喝酒或吃有异味食品。

（5）服装　服装要得体，要与身份、职位相适应，以精明强干为宜。男士最适合穿黑、灰、蓝三色的西服套装，注意夏天不能穿拖鞋、短裤、背心，甚至赤膊出现在办公室；女士则最好穿西装套裙、连衣裙或长裙，不宜把露、透、短的衣服穿到办公室里去，否则使内衣若隐若现很不雅观。工作场所的服装应清洁、方便，不追求修饰。

2. 办公室的举止礼仪

（1）站姿　两脚脚跟着地，脚尖分开呈 45°，胸背挺直，收腹立腰，头正颈直，头微向下，能让人看清你的面孔。两臂自然下垂，双肩放平，身体重心在两脚中间。会见客户、出席仪式，或在长辈、上级面前，不得把手交叉抱于胸前。

（2）坐姿　坐下后，应尽量保持上身端正，双腿平行放好，不得向或向后伸腿，或俯视前方。需要移动椅子的位置时，应先把椅子放在应放的地方，然后再坐。

（3）进入办公室时　要先轻轻敲门，听到应答后才能进入。进入后，应回手关门，不能大力、粗暴。进入办公室后，如对方正在讲话，要稍等静候，不要中途插话，如果有急事要打断说话，也要看准时机，而且要说："对不起，打断您们的谈话了。"

（4）递交物件　要把正面、文字对着对方的方向递上去，如是钢笔，要把笔尖向自己，使对方容易接着；至于刀子或剪刀等利器，应把刀尖向着自己，然后递交，以免误伤对方。

（5）走通道走廊时要放轻脚步　在通道和走廊里不能一边走一边大声说话，更不得唱歌或吹口哨等。如果在通道、走廊里遇到领导或患者，应让他人先行通过，不能抢行。

3. 办公室的环境礼仪

不要在公共办公区内吸烟、扎堆聊天、大声喧哗。保持卫生间清洁，在指定区域内停放车辆。要节约水电，禁止在办公家具和公共设施上乱写、乱画、乱贴。饮水时，如不是接待来宾，应使用个人的水杯，减少一次性水杯的浪费，不得擅自带外来人员进入办公区。最后离开办公区的人员应关电灯、门窗及室内总闸。个人办公区要保持办公桌位清洁，非办公用品不外露，桌面摆放整齐。当有事离开自己的办公座位时，应将座椅推回办公桌内。下班离开办公室前，使用人应该关闭所用机器的电源，将台面的物品归位，锁好贵重物品和重要文件。

4. 办公室开关门的礼仪

一般情况下，无论是进出办公大楼或办公室，都应用手轻推或关房门，态度谦和讲究顺序。进出办公室时，开关门的声音一定要轻，特别大声的开关门是十分失礼的。进入他人的办公室一定要先敲门，敲门时一般用食指有节奏地敲两三下即可，得到对方的允许方可进入。如果与同级、同辈者进入，要互相谦让一下。走在前边的人打开门后要为后面的人拉着门。假如是不用拉的门，最后进来者应主动关门。如果与尊长、客人进入，应当视门的具体情况随机应变，这里介绍通常的几种方法。

（1）朝里开的门　如果门是朝里开的，应先入内后拉住门，侧身再请尊长或客人进入。

（2）朝外开的门　如果门是朝外开的，应打开门后，请尊长、客人先进然后自己再进入。

（3）旋转式大门　如果陪同上级或客人走的是旋转式大门，应自己先迅速过去，在另一边等候。

无论是进出哪一类的门，在接待引导时，一定要口、手应用到位。即运用手势要规范，同时要说诸如"您请"、"请走这边"、"请各位小心"等礼貌用语。

5. 办公室同事相处礼仪

（1）真诚合作　同事之间属于互帮互助的关系，俗话说一个好汉三个帮，只有真诚合作才能共同进步。

（2）同甘共苦　同事有困难，通常首先会选择亲朋好友帮助，但作为同事，应主动帮助。对力所能及的事应尽力帮忙，这样，会增进双方之间的感情，使关系更加融洽。

（3）公平竞争　同事之间竞争是正常的，有助于同事成长，但是切记要公平竞争，不能在背后耍心眼，做损人不利己的事情。

（4）宽以待人　同事之间相处，一时的失误在所难免。如果出现失误，应主动向对方道歉，征得对方的谅解；对于双方的误会应主动向对方说明，不可小肚鸡肠，耿耿于怀。

（二）办公室禁忌

1. 过分注重自我形象

在办公室需要注重个人形象，但不能过分，如办公桌上摆着化妆品、镜子和靓照，还不时忙里偷闲照照镜子、补补妆，给人工作能力低下的感觉，且众目睽睽之下不加掩饰实在有伤大雅。女职员不能在办公桌前化妆，尤其在异性同事面前，即使关系再熟悉也不要。建议如果办公室有衣帽间，就去那里补妆，没有条件的，可去洗手间。不能把办公室当作你个人的化妆间，那是对身边在场同事们的不尊敬。在职场，过分妖娆、魅力四射的女性，可能会产生很多负面效应，周围的人会认为你在工作上是靠外表取胜，而忽略了你的专业和能力。

2. 缺乏公共观念

单位里的一切公共设施都是为了方便大家，以提高工作效率。打电话也好，传真、复印也好，都要注意爱惜公共设施。要注意不可以在办公室里打电话聊天，讲电话时声音不宜过大，以免影响他人工作。

3. 零食、香烟不离口

女孩子大都爱吃零食，且以互换零食表示友好。要注意工作时不能在办公室吃零食，尤其是有旁人和接听电话时，嘴里万万不可嚼东西。至于爱好吸烟的男士，不可在办公室吸烟，应注意尊重他人，不要污染环境。

4. 形象不得体

在办公室里，浓妆艳抹、香气逼人、暴露过多，或衣着不整、品味低俗，都属禁忌之列。工作时，语言、举止要尽量保持得体大方，过多的方言土语、粗俗不雅的词汇都应避免。无论对上司、下属还是同级，都应不卑不亢，以礼相待，友好相处。

5. 随便挪用他人东西

未经许可随意挪用他人物品，事后又不打招呼的做法，实在显得没有教养。至于用后不归还原处，甚至经常忘记归还的，就更不可取。

6. 偷听别人讲话

旁边有人私下谈话，你却停下手中活计，伸长两只耳朵偷听；别人在打电话，你两眼紧盯打电话的人，这会使你的形象大打折扣。遇到这种情况，有可能的话还是暂且回避一下的好。

7. 上班不做私人的事情

办公室是办公务的地方，私人事情不要带到办公室去。每个人都要谨记，公司给你工资，目的就是需要你做好本职工作，所以应该尽责地做好分内的事情。

（三）护士办公室礼仪

护士办公室是护士处理医嘱、书写各种护理文件和接待患者及家属的场所。在办公室礼仪中，护士对他人，如科主任、护士长、实习医生、实习护士及上级领导等其他人员，应表现出尊重，要尊重他们的隐私和习惯，充分体现出自己的职业修养和素质。护士办公室礼仪总的原则是尊重、端庄、大度、协作。具体来讲，有以下几个方面。

1. 遵守医院制度，注意个人修养

医院的规章制度是保证医疗及护理水平的前提，每一位医护人员都必须严格执行。如不脱（离）岗、不早退、不接私人电话或不在上班时间电话聊天，不在工作时间陪亲属或朋友看病等。一般还应该提前10分钟接班，同时在工作中还要养成良好的个人修养。当看到同事或护士长在工作时，可以主动问一声："需要我帮忙吗？"除此之外，工作环境要保持整洁，查对护理文件时发现问题要及时改正，杜绝任何可能发生护理缺陷的环节。

2. 服装整洁漂亮，仪表端庄大方

护士在工作期间应遵守护士仪表规范要求，统一着护士服、淡妆上岗。有条件的医院应该统一头饰，长发盘起，刘海不可过眉，短发应打理整齐，发卡颜色应统一为白色，固定在燕帽两侧，不能在头顶正中用发卡固定。着护士装时，应不露内衣衣领、袖口和裙边；护士服上不佩戴任何饰物；胸牌、护士表要按要求佩带整齐，位置合适；口袋内不可乱放杂物。手部要保持清洁，不留长指甲，不涂指甲油，不戴戒指和手链。护士鞋要合脚、干净，平跟软底最佳，颜色以白色为主。袜子颜色不宜太艳，一般以肉色为宜。

3. 胸怀宽广大度，增强协作精神

作为一名护士应具备真诚、尊重、大度、团结协作的基本素质，尽职尽责干好本职工作。护理工作具有很强的协作性和连续性，而护士多是女同志，承担着工作和家庭的双重责任，由于生理和情绪上的不稳定，同事之间易产生矛盾和误会。对于工作上的矛盾和分歧，双方应以冷静、大度的态度去处理。勇于承担责任，仔细分析原因，寻求适当的机会去解决。

4. 举止礼貌得当，关心尊重他人

每个人的心里都有一扇门，良好的礼仪就像一把钥匙，有了它，人们就会向你敞开心

扉，同事之间上班时的一句问候、一个微笑、一句关怀，往往就能拉近彼此间的距离。比如白班护士早晨交班前互相问声："大家好!"向夜班护士道一声："辛苦了!"对孩子生病的护士说："你的孩子不舒服，今夜的夜班我替你上，好吗?"对前来检查工作的上级领导、咨询病情的患者或家属，起立问好并解答他们的疑问。在实际工作中，这些细节往往被许多护士所忽略，以为见到上级或患者起立问好这件看起来很平常的事情，但是现在许多医院已经被作为专门的规范进行使用。

5. 进屋要敲门，开关门要轻

我们都知道护理操作中要做到"四轻"，即说话轻、走路轻、操作轻、开关门窗轻。可见在护理工作中开关门轻十分重要，它不仅适用于病房，也适用于办公室。进他人办公室前应先敲门，得到允许后方可进入，切不可贸然闯入。未经允许粗鲁开门，那样不但可能会吓到别人，而且开门的风也可能会吹乱同事的文件，这也是会令人反感的。敲门时应用手指关节轻叩，不可用力拍打。进入房门时脚步要轻，如果需要关门的话，应转身把门轻轻关好，不可随手"砰"的一声把门带上。在和别人一起进出时要谦让，要主动为他人开门，应该让上司或女性先行，并要注意随手关门。

进门后，应向办公室内看到你的同事或领导点头致意，或问候"您好""你们好"。若有人伏案工作切不可打扰，得到你要见的人的允许方可坐下，若别人拉椅让座并斟茶送上，一定要起身表示谢意。若是打断别人的谈话，应道歉说"对不起，打扰了"。如果领导还在开会或有其他事情不能接待，应表示理解，主动告辞。离开时应面向领导或他人退后一步欠身告别，然后转身轻轻离去。走出办公室后，应回身轻轻把门带上，不得扬长而去。这才能体现护士在工作中的个人素质。

6. 多关心体贴同事，不吝啬赞美之语

护士每天的工作十分辛苦，工作要做到事半功倍之效，不妨多关心、体贴别人。而赞美的话总是能带给对方美好的感觉。如"你这个主意真不错，就这样做吧"，"太棒了，谢谢你给我想出这个好点子!"，这样，对方有机会一定会更努力地帮助你。

三、病房礼仪

(一) 进病房礼仪

护士进病房为患者进行治疗时，首先要轻轻地敲一下门，或轻轻开门进去，并随手关门。开关门时，要用手轻推、轻拉、轻关，绝不能用身体的其他部位代劳，如用肘推门、以脚踢门、以臀拱门、以膝顶门。这些动作在临床工作中应避免出现，也不能听任房门自由开关或发出各种怪异的响声，给患者带来听觉上的刺激而影响患者休息。

如果随同进入病房的还有其他人时，要注意进门的顺序，礼让"尊者"，应请"尊者"率先进入病房，并适当地配以手势对其进行引导。如早晨护士陪同护士长查房时，护士可以轻轻地把门推开配合引导手势让护士长先进病房，然后护士再进，并随手把门关上。当护士推着护理车、治疗车或其他车进病房时，应先将车停稳，轻轻推开门，再将车缓缓推入，并

随手将门轻轻关严；端着治疗盘进病房时，可用肩部轻轻把门推开，进入病房后再用肩部把门关严。

（二）病房内礼仪

一般情况下，护士进入病房后，面对患者，需面带微笑，举止端庄，主动向患者问好以示礼貌，如"早上好"、"大家好"等。如果是其他科的护士进入病房，应首先做自我介绍，例如，手术室护士小李来接患者赵大伯手术，进入病房后可向患者说："您好！赵大伯，我是手术室护士小李，现在要准备给您手术，我是来接您到手术室的。"在护患交谈中，如果患者取的是坐位，那么护士要采取站位；患者如果取的是卧位，护士则要取坐位，用基本平行的视线，这样更适合彼此的交流。

在进行各项护理技术操作时，要体现以人为本的整体护理思想，动作要规范，用力要科学，体态要优美。让患者在护理过程中得到彻底的放松和美的享受。如护士在操作前向患者解释目的，需要取得患者配合时，护士应轻轻走到患者的床旁，面向患者，面带微笑，双手交叉放于腹前，双脚自然站立，上身微微向前倾，用轻柔的语气，大方得体的语言向患者做解释，这样的态度患者会很愿意配合。切记不能用居高临下的态度、粗暴的语言、命令的语气向患者解释，这样的行为可能会让患者对护士产生意见或起到相反作用。

（三）出病房礼仪

护士走出病房时，应使用告别语，如"您休息吧"、"过一会儿我再来看您"、"晚安"等，并适当配合告别礼仪，如点头、目送、握手等。在整个出病房的过程，护士要面向患者，轻轻开关房门。出病房时，若有其他护士进入，应遵照房内之人先出、房外之人后入之礼节。若遇"尊者"进入，应请对方先入，自己退后一步，并向左侧侧身相让。如有其他客人同时出病房门，也要按照先长者、女士、来宾优先的礼仪，为客人开门，请客人先走，自己最后走，并随手关门。

（四）护士操作时的礼仪

1. 护士操作时的礼仪

护士对患者进行各种操作前，要有操作前的解释，进入病房时，应该轻轻地叩门以表示对患者的尊重，经过允许后方能进入，并轻声地致以问候如"您好"、"早上好"、"晚上好"。操作时护士的举止要端庄大方，热情友好，让患者感觉到亲切和温暖。在执行床上擦浴、导尿、灌肠等需要暴露患者隐私的操作前，护士应该处处为患者着想，如拉好窗帘，用屏风遮挡或拉床边围帘，耐心向患者做好解释、安慰工作以取得配合，同时要给予患者心理上的安慰。如输液前，护士要和颜悦色地用亲切自然的语气告诉患者："张阿姨，您好，现在给您输液，因为输液时间比较长，您需要去一下洗手间吗？"如果是卧床患者，我们就需要问一下患者是否需要便器，同时给患者安排好舒适的体位，细心地选好扎针部位。输液治疗时，患者往往因为活动受限，加上卧床的时间较长，感到疲乏焦虑，希望尽快地结束输液治疗。有的患者甚至还会自行调节输液的速度，所以护士一定要提前告诉患者和家属输液的量和时间，让患者有心理准备，还要耐心地向患者解释，输液的速度是根据患者的病情、年龄、药物性质调节的，不可随意调节，否则会给心脏带来负担，请配合安全输液，避免用命令式的语气强加给患者。

2. 护理操作中最高的礼仪就是对患者的尊重

要最大限度地给患者以安全感。护士在上班期间如果带了手机，一定要把手机调到静音状态，以免手机鸣响的时候，分散其注意力，造成患者不安的情绪，会让患者觉得护士在为他做治疗时不专心，从而会对护士产生不信任。如果在操作的过程中有同事通知你接听电话，那你就应该请同事转告对方等一会给他回电话，把电话挂断，按照原来的操作速度有条不紊地完成操作，让患者感到在你的工作中，他是最重要的。

目标检测

【选择题】

1. 李英是手术室护士，对接待手术室患者，她应该做到以下哪项除外（　　）。

A. 亲切问候　　　　　　　　　　　B. 认真查对

C. 准备无菌的环境　　　　　　　　D. 让患者做好最坏的心理准备

2. 患儿妞妞，4岁，因肺炎住在儿科，护理人员的下列哪项做法是正确的（　　）。

A. 恐吓患儿，让其吃药　　　　　　B. 患儿哭闹，责骂家长

C. 操作前先与家长沟通　　　　　　D. 家长询问病情时心不在焉

3. 以下行为中，不符合护理礼仪的是（　　）。

A. 夜班护士小梅进病房巡视时，轻声推门

B. 值班护士小李边吃东西边接电话

C. 小杨送患者出院时嘱咐其按时吃药

D. 小刘去病房主动给患者做健康宣教

4. 在家属询问病情时，护士宜用哪句话回答（　　）。

A. 太糟糕了

B. 您目前的病情需要等最终检查结果出来才能知道

C. 嗯，你以后想吃什么就吃吧

D. 别问我，有事问医生

5. 护士查房时，有家属在吸烟，物品摆放凌乱，应该（　　）。

A. 漠视不管，当没看到

B. 谩骂家属乱摆个人物品，命令家属收走全部物品

C. 二话不说迅速将所有物品塞进储物柜

D. 与家属沟通，规劝并帮助其整理物品

6. 出院时，不适宜的送别语是（　　）。

A. 好好照顾自己　　　　　　　　　B. 如有不适症状，请及时来院复查

C. 按时吃药　　　　　　　　　　　D. 再见，欢迎再次光临

7. 下列不符合护理礼仪规范的是（　　）。

A. 经常查看患者伤口恢复情况　　　B. 给患者定时测量生命体征

C. 患者诉说伤口疼痛，不予理睬　　　　　D. 及时与患者沟通

8. 病区护士小李与一位因子宫出血过多住院的未婚女士很谈得来，谈话间，女士谈及自己是因为服用了流产药物而造成出血不止，要求小李为她保密，小李应（　　）。

A. 遵守保密原则，不将患者的真实情况告诉医生

B. 因为不会威胁到患者生命，所以应该为她保密

C. 拒绝为她保密的要求

D. 为了患者的治疗，应说服患者将实情告诉医生，但要为患者保密

9. 患者男性，30岁，因全身不适前来就诊，候诊时，突然感到腹痛难忍、出冷汗、面色苍白、两手冰冷、呼吸急促，门诊护理人员应该（　　）。

A. 让患者平卧休息　　　　　　　　　B. 给患者测量体温

C. 安排患者提前就医　　　　　　　　D. 与患者沟通，给予安慰

E. 请医生加速诊病的速度

10. 患儿小吉，3岁，因肺炎住在儿科，护理人员的下列哪项做法是正确的（　　）。

A. 用恐吓的办法让患儿吃药　　　　　B. 患儿哭闹不止时责骂家长

C. 对患儿做任何操作前与家长沟通　　D. 家长询问病情时心不在焉

【简答题】

1. 在对患者进行护理活动时，应该注意哪些交往礼仪？

2. 在不同的护理岗位上有着不同的礼仪要求，请具体说明。

第七章　护患礼仪

现代医学模式认为，人不仅仅是一个生物体，更重要的是一个具有心理、社会、文化和精神特征的综合体。护理礼仪是护理领域里的重要组成部分，作为一名护理人员，在日常工作中，如何与患者进行有效的沟通，规范化的护理礼仪就显得尤为重要。

第一节　对患儿的护理礼仪

导入情景

某男性患儿，2岁，被开水烫伤入院。在住院期间，一天，护士为其换药，当棉球涂在伤口时，患儿突然凄厉地哭叫起来，并拒绝护士的一切操作。

● 想一想 ●

1. 假如你是这位护士，为使操作顺利进行下去你该如何做？
2. 对于这个年龄段的患儿，护士应该怎样做才能增加患儿对自己的信任，减少患儿的恐惧感？

一、儿童患者的心理特点

儿童的特点是好动，模仿力强，有强烈的好奇心等，所以作为儿科护士，对待儿童要细致、耐心，讲究方法。跟儿童说话要友好，和蔼可亲，语调婉转；多表扬、鼓励，少用命令式语言；儿童不配合时可用一些小玩具等东西转移其注意力；可以多与其交流，增加患儿对自己的信任，制造轻松气氛，减少患儿对医院的恐惧。如："小朋友，阿姨知道你一定很勇敢，阿姨会轻轻地打针，很快就会好了……""真听话，吃了药病好了，就可以跟其他小朋友一起玩了……"

二、对儿童患者的护理礼仪

儿童处于生长发育的动态变化阶段，是人体结构组织、功能和心理逐步成熟、健全的人生幼稚阶段。由于患儿具有身体发育不全、缺乏很强的思维和语言表达能力、疾病变化快等特点，因而决定了其护理礼仪的特殊性。护士要根据儿童的不同年龄特点采取不同的护理礼仪。

（一）婴儿期（0～12个月）

婴儿来到一个陌生的环境，无助感最强，必须依赖他人满足自己的需要，此期的发展任务是与照顾者建立信任感。因此，除满足其食物和卫生等生理需要外，还应提供安全感和抚爱，如经常抱起和抚摸婴儿，与之轻柔地交谈，提供各种视觉刺激。在患儿经历痛苦的治疗和护理过程中，应尽量减轻疼痛，此过程结束后继续给予抚慰。同时应减轻父母的焦虑，鼓励和指导家长参与护理婴儿的活动，促进母婴的情感联结。

（二）幼儿期（12个月～3岁）

幼儿期的孩子开始学习吃饭、穿衣及大小便等基本的自理活动，通过爬、走、跳等动作来探索外部世界，并开始察觉到自己的行为影响到周围环境及他人，从而形成独立自主感。所以照顾者应多给孩子提供自己做决定的机会，并对其能力表示赞赏。护士对患儿进行护理时，应与其建立相互信任的护患关系，用赞美性的语言鼓励患儿勇敢克服困难，战胜疾病。

（三）学龄前期（3～6岁）

随着年龄的增长，儿童的活动和语言能力增强，对周围世界充满好奇和探索的欲望，喜欢各种智力和体力活动，喜欢问问题，爱表现自己。所以照顾者应鼓励和表扬儿童有益的主动行为，重视游戏的重要性。护士与患儿接触时应为患儿提供和创造新活动的机会，包括允许儿童使用无伤害的玩具或医疗用品做游戏，如用听诊器等给布娃娃检查身体，通过画画以表达心情，接受儿童的合理要求，倾听其感受，并耐心回答他们提出的问题。

（四）学龄期（6～12岁）

学龄期是儿童养成有规律的社会行为的最佳时期。他们的主要精力集中于学习文化知识和各种技能，学习与同伴合作、竞争和遵守规则。如果儿童在学业上的成功得到老师、家长和同学的鼓励和赞赏，会强化儿童的勤奋感，形成勤奋进取的性格，敢于面对困难及挑战。在患儿就医期间，护士应用言语进行沟通，适当地解释住院和诊治的原因，争取患儿的信任和配合，同时可允许儿童帮助准备或整理用物，如静脉输液前，可让患儿帮助撕胶布，使患儿主动参与治疗护理工作，体验到成就感。

第二节　对孕产妇的护理礼仪

导入情景

产妇杨女士，剖宫产下一男婴，产后杨女士觉得儿子特别难带，整天哭，自己睡不好也吃不好，觉得生活完全不应该是这个样子。因为这是第一胎，杨女士不太会喂奶，导致乳腺管不通，孩子吃不到奶经常哇哇大哭，因此杨女士经常焦虑，烦躁。

● **想一想** ●
面对杨女士这样的情况，作为护士我们应该如何做？

妊娠对女性而言，是一生中一件独特的事件，是一种挑战，是家庭生活的转折点，因此会伴随不同程度的压力和焦虑。孕产妇因入院检查及分娩进入陌生环境，对自己能否正常分娩心中无底，提心吊胆，甚至受其他产妇的分娩影响，而导致精神紧张，产生恐惧、焦虑、无奈等情绪和感觉。因此，产科护理人员更应注重护理礼仪的服务细节，创造一个安静、舒适的住院环境。

一、对新入院孕产妇的护理礼仪

生宝宝对孕产妇和家属来说是很重要的大事，作为护士应该注意增强服务意识，适时地安抚家属。与孕妇沟通的礼仪应在语言和举止上表现出对孕妇的关怀和重视，适时地问候一下孕妇的感觉，可以使用恰当的肢体语言安抚、关怀孕产妇（比如来到病室轻扶入座，在产房为其擦汗或适时握住产妇的手），有机会的话可以帮助孕产妇及家人参加各种类型有关分娩的讲课，提供育儿常识；多与孕妇交流也能给予关怀和得到信任与尊重。不可对孕妇的提问不予理睬，轻视未婚或超生母亲。

产科护理人员在接待每一名新入院产妇时，应用规范化的语言进行介绍；在如何称呼患者上，选择一个既符合患者身份又表达出对患者尊敬的称呼；在与患者沟通时，要注意多解释、多重复、多微笑。

二、对产前孕妇的护理礼仪

对患者要真诚、体贴入微。在产妇进食时，避免此时进行注射、备皮、导尿、清拭会阴等各种操作。要向孕产妇讲清情绪对分娩过程的影响，并耐心反复地加以说明和解释孕产妇提出的问题，鼓励孕产妇消除紧张与焦虑的心情，树立信心，顺利分娩。产科患者往往敏感、多疑，可能一点不经意的忽视，就带给她们很大的伤害，因此，医护人员要通过运用恰当的形体语言，使患者消除顾虑情绪，增加信任感。在产科护理工作中，当护士受到委屈和伤害时，要多站在患者的角度来考虑问题。

三、对产后孕妇的护理礼仪

孕产妇因担心孩子，大多有不同程度的产后抑郁症状或者情绪过激，在心理、社会或生理尤其是内分泌等多方面因素作用下产生情感性精神障碍，表现为喜悦、紧张、沮丧、焦虑、缺乏信心、情绪不稳、恐惧、处事能力下降，期待履行母亲职责，缺乏自由感，有的感觉室内憋闷压抑等。此时护士一定要充分取得患者的信任，主动和患者进行交流，关心、同情、安慰患者。同时，护理人员应多同患者家属会面、交谈，及时从他们那里获取护理需求及意见。根据患者的实际情况，想方设法创造条件，尽量满足患者。

第三节　对中年患者的护理礼仪

导入情景

患者王先生行颅内血肿清除术后第五天，病情危重，昏迷不醒。值班护士正在办公室书写护理记录，王先生的儿子来到办公室，说他父亲的液体快输完了。值班护士立即停下记录，准备去换液体。因为王先生接下来的液体中要加入先锋霉素，所以她没有马上去病房，而是先到治疗室配置药液。这时王先生的儿子又一次来到办公室，很不耐烦地提高嗓门说："怎么搞的，等了那么长时间还不来换液体？患者的病情这么严重，我们都急坏了，你们倒好，总是慢吞吞的！"

● **想一想** ●

如果你就是这位护士，你应该怎么去做呢？

一、中年人的心理特点

中年人承担着社会的主要责任，也是家庭经济与信仰的核心。当疾病来袭时，中年人最易发生患者行为角色冲突，虽然意识到自己有病，但不能接受患者的角色，且有愤怒、焦虑、烦躁、茫然或悲伤等情绪反应。他们的思想独立、自尊心强，因此护理工作中易出现护患纠纷。这时良好的护理礼仪不仅可以营造一个温馨、和谐、诚信的人文环境，使患者在心理上得以平衡和稳定，还能减少不必要的医疗纠纷。

二、对中年患者的护理礼仪

（一）良好的护理礼仪可以提升护理质量

在护理工作中，礼仪被融于护理操作的每个环节，这能使护士在实践中充满自尊心、自信心、责任心，并在独立工作中能够用"慎独"精神来约束自己，从而减少差错事故的发生，提高工作质量。

（二）良好的护理礼仪可以营造和谐的护患关系

当患者来到医院这个陌生的环境时，护士要热情地给患者介绍住院环境，消除患者的紧张情绪；同时护士日常应多与患者沟通、交流，及时了解患者的病情。在中年人的护理过程中，不可避免地要涉及患者的隐私，因此护理人员自身要有强烈地保护患者隐私的意识。护士在工作中合理运用护理礼仪，会使患者感到如沐春风，感到自己被重视，心理负担会减轻很多，治疗时也会积极配合，树立战胜疾病的信心。

（三）良好的护理礼仪可以减少不必要的医疗纠纷

护士规范、美好的言行可使患者感到温暖，解除思想顾虑和心理负担，使其感到被尊重和重视，增强战胜疾病的信心，对建立起良好的护患关系起到一种桥梁作用，同时使患者积极配合治疗，有利于康复，更有利于形成良好的护患关系，减少护患纠纷的发生。

第四节　对老年患者的护理礼仪

> **导入情景**
>
> 患者张大爷需要做 B 超和 X 线钡餐检查，护士告知患者明天不要吃早餐，患者表示理解。患者第二天先做 X 线钡餐，然后做 B 超，但做 B 超医生说刚做完钡餐检查，显影剂停留在胃肠道，不能做 B 超。张大爷回到病房后找护士抱怨此事。
>
> ● **想一想** ●
> 这种情况下，你应如何向患者解释。

一、老年患者的心理特点

根据艾瑞克森的心理发展理论，老年期的主要发展任务是建立完善感。此期机体各个器官逐渐老化，功能下降，许多老年人丧失了体力和健康，丧失了工作、配偶和朋友，容易产生抑郁、悲观以及失落等情绪。并且，老年人在心理上希望受尊重、被重视，所以表现得固执、自怜、坚持己见。因此，护士与患者接触时要仪表大方，言行可亲，态度和蔼，体现出爱心、责任心、同情心，建立护患间信任的关系，对患者一视同仁，尊重服务对象的人格。

二、对老年患者的护理礼仪

（一）接待时的礼仪

要维护老年患者的健康，必须使他们与外界环境保持和谐适应的关系，安静的病室、适宜的温湿度、适当的音乐可促进他们与周围环境的和谐。见到患者进病区后要起立、微笑、热情地迎接患者，有礼貌地招呼患者，并适当给予搀扶、帮助患者提携物品。给患者一个合理的称谓，如老大爷、老同志、张老等。在患者初次入院时，护士应向患者介绍病区的环境、制度、注意事项等，同时自我介绍以及介绍相关的医务人员和同室的病友，以消除患者的陌生感和恐惧感，减少患者由于疾病而造成的焦虑、孤独、猜疑等心理。

（二）治疗期间的礼仪

医务人员的敬业精神、感人肺腑的语言、热情的态度，可使患者感到自由、平等、不受歧视、被尊重、心理满足感，并产生良好的美的体验，促进心境宁静，达到防病治病、增进身心健康的目的。护理人员在工作中仪表端庄，言谈举止稳重大方，工作有条不紊，不仅体现了护士特有的气质和风度美，而且可使患者产生依赖感，积极配合治疗和护理，树立战胜疾病的信心。对患者进行各种护理前要解释，操作中要指导，操作后要嘱咐。在对老年患者问话、答话和解释问题时，应注意语气要耐心亲切、语速要放慢、吐字要清晰、音量要大些，同时配合肢体语言，使老年患者真正理解并感受受到重视。对他们在配合诊断、治疗、护理方面的每一点努力与进步都要予以肯定和表扬。这样可以贴近老年患者，增加其信任度。对老年患者的治疗过程还包括诚恳的倾听。诚恳的倾听可以鼓励老年患者，取得其信任，引导患者宣泄情感，打开老年患者紧闭的内心世界，真正了解老年患者的健康问题，提供个性化有针对性的护理。一些老年患者因为身体差，住院时间长，而且久治难愈，有些人会失去治疗的信心，在这种情况下护士必须用温暖和动情的语言及行为安慰开导患者，增强患者的治疗信心。如长期卧床的老年患者，要重视老年患者其忧郁状态，防止"闷坐症候群"的产生。忧郁、闷坐，老人的活动范围会逐渐缩小，生活意念下降，卧床时间逐渐增多，久而久之将导致卧床不起。通过心理护理，美感心理，唤起老人对生活的兴趣，帮助老人找到可以交谈的知心朋友，互相倾谈家事，互相赞美人生的乐趣。心境不老的美感体现，使老年人充分体会到自我存在的价值，增强其独立生活的能力，能为社会和家庭做出应有的贡献。护士应集中注意力，从患者语言表达中捕捉患者的生理、心理变化，注意对方说话的主题，耐心倾听，不能轻易打断患者的话，不能转变话题，不能有不耐烦、厌恶的情绪，否则患者就会感到不被尊重和重视。听完后，用适当言语表达自己的感受和分享患者的快乐。

（三）出院的护理礼仪

护士应耐心细心地告诉老年患者出院后的注意事项以及日常生活的健康保健知识，以帮助老年患者最大限度地恢复健康并引导其建立积极向上的生活态度。

目标检测

【选择题】

1. 患者女性，32岁，因全身不适，前来就诊，候诊时，突然感到腹痛难忍，出冷汗，面色苍白，两手冰冷，呼吸急促，门诊护理人员应该（   ）。

 A. 让患者平卧休息

 B. 给患者测量体温

 C. 安排患者提前就诊，请医生加速诊病的速度

 D. 与患者沟通，给予安慰

2. 老年患者吴某，患高血压多年，因头晕头疼住在老干病区，病区护理人员做法错误的是（   ）。

 A. 认真耐心地倾听患者诉说

 B. 定时给患者测量血压，嘱咐患者如厕或散步时注意安全

 C. 让患者头晕头痛时能忍则忍，不需要告知护理人员

 D. 与患者及时沟通，给予安慰

3. 产妇周女士，剖宫产产下一名女婴，住在产科病房，护理人员哪项做法不正确（   ）。

 A. 鼓励母乳喂养

 B. 教会产妇及家属护理婴儿的技巧

 C. 女婴一哭闹立即喂牛奶

 D. 经常巡视产妇，及时了解产妇需要，对产妇进行心理护理，防止产后抑郁

4. 患者周某，女，50岁，教师，因明天要行子宫切除术而呆坐在床上，情绪抑郁、不思饮食，护士小张的做法错误的是（   ）。

 A. 亲切地询问患者有什么顾虑

 B. 向患者解释说明，并为其做好手术前准备

 C. 不管不顾

 D. 和患者家属进行沟通，让家属多鼓励患者勇敢面对

5. 李女士，40岁，因乳腺癌住院准备手术，患者入院后心事重重，经常流泪哭泣，此时护理人员与患者交谈哪句话最合适（   ）。

 A. 看来您有心事，能与我谈谈吗   B. 您为什么这么伤心

 C. 您受委屈了吗   D. 您知道手术过程了吗

（6—7 题共用题干）

患者刘先生行胃大部切除术后住在胃肠外科。

6. 小徐是刘先生的责任护士，以下哪项不符合护理人员礼仪规范（　　）。

A. 经常查看患者的伤口的渗出情况

B. 定时给患者测量生命体征

C. 患者诉说伤口疼痛时给予漠视

D. 认真耐心地倾听患者的诉说与患者及时沟通

7. 若刘先生康复出院，小王护送刘先生出院，不适宜的送别词是（　　）。

A. 好好照顾自己

B. 再见，欢迎下次光临

C. 如果有什么不舒适，请及时与我们联系

D. 注意保持良好的睡眠和健康的饮食

（8—9 题共用题干）

肿瘤科护士小王早上来到病房例行查房。发现昨日因胃癌待查入院的刘阿姨神情呆滞、不思饮食。

8. 小王查房时，见到刘阿姨的家属在病房吸烟，个人物品摆放凌乱，应该（　　）。

A. 漠视不管当没看到

B. 责骂刘阿姨乱摆放个人物品

C. 二话不说，麻利地把所有物品塞进储物柜

D. 与刘阿姨及家属沟通，规劝并帮助其整理物品

9. 在刘阿姨问及病情时，小王适宜用以下哪句话回答（　　）。

A. 太糟糕了，别问我，有事找医生

B. 嗯，你以后想吃啥就吃啥吧

C. 叫你家人准备多一点钱，这病是个"无底洞"

D. 您目前的病情还需要等待检验结果出来才能最终确定，我们会尽力的

【简答题】

1. 针对不同时期患者的心理特点，护理人员如何才能更好地对其进行护理？

2. 作为护理人员，在日常工作中，如何才能与患者进行有效的沟通？

第八章　护理纠纷礼仪

【学习目标】
1. 掌握护理纠纷发生的原因及减少纠纷的措施。
2. 熟悉调停护理纠纷的方法。
3. 了解护理纠纷的概念、护理纠纷的特点。

近年来，随着社会的进步、法制建设的逐步完善及全民法律意识的提高，患者越来越关注自己在医疗活动中的权利，各种各样的医疗纠纷不断涌现。护理工作是医院工作中的一个重要部分，护士与患者接触最多，因而最易与患者及家属发生纠纷。护理纠纷的发生，不但给患者带来了无尽的痛苦和巨大损失，也给护理人员带来了心理压力，同时还影响着医院的稳定及声誉。因此，如何面对护理纠纷和采取什么样的应对措施，是护理工作的一项重要内容。

第一节　护理纠纷概述

导入情景

救护车刚从车祸现场送来几名重伤患者，小王应护士长要求处理一些紧急的事。刚从手术室出来就有一个彪形大汉拉住她，焦急地问："护士，里面患者怎么样？"小王生硬地回答："患者正在抢救，家属耐心等待。"说着就要离开，家属没有得到答案，赶紧拉了一下小王，小王一个没站稳差点摔了。责怪地说了一句"你这人怎么这样？"一听这话，彪形大汉就怒了，"你个小护士自己没站稳怎么还怪别人呀！"小王也回了一句"跟你没什么好说的"然后就要走。大汉一听，非要跟小王理论清楚。见小王不理他，上去就动手，后来被保卫科的人拉走。小王在这次事件中被打得鼻子出血，护士长了解情况时，小王哭的稀里哗啦……

● **想一想** ●
1. 小王被打是什么原因造成的？
2. 这个事件中体现了小王哪些问题？

一、护理纠纷的概念

因为未定性或已定性的护理问题，医院与患者及其家属之间发生纠葛，对过失等有不同看法，在未做出结论之前，称为护理纠纷。

二、护理纠纷的特点

1. 低年资护士发生多

低年资护士处理问题的能力差，遇到紧急情况，常常反应不够灵敏，导致操作程序混乱，进而导致一系列护理纠纷的发生，增加了护理纠纷解决的难度。

2. 纠纷涉及范围广泛

护理工作贯穿于患者就诊及住院期间的方方面面，如从各种治疗处理、病情观察到日常生活护理等几乎无不涉及与患者的护理有关，且与患者及其家属接触最密切。

3. 技术纠纷少

在各种护理纠纷中，由于医护人员的医疗服务态度不到位，比如言语生硬冰冷、缺乏耐心、细心与同情心等原因引起的纠纷比较多，而由技术性原因引发的纠纷极少。

4. 可防范性大

护理纠纷比较浅显，具有较大的可防范性。护士只要按照规章制度办事，严格执行操作规范，细心观察，主动热情服务，体现良好的职业素质，就可以减少和避免纠纷的发生。

第二节　护理纠纷

导入情景

王大爷因为不识字，总是让值班护士给他讲解每天的缴费单。这一天病房里护士都很忙，王大爷一直纠结着那缴费单上的费用是怎样花掉的。好不容易护士小孙进来给大家测体温，一进病房。王大爷连忙抓住她，让她给解释解释。小孙正忙得焦头烂额，就不耐烦地说了句"大爷，你要问也得我们有时间啊！"等了很久的王大爷当时就生气和孙护士吵起来了。

● **想一想** ●

1. 孙护士应该怎样解决王大爷的请求？
2. 护士长该如何让王大爷消消气？

一、护理纠纷发生的原因

1. 社会因素

全民法律意识的普遍提高，自我维权意识增强；某些新闻媒体误导社会公众等。

2. 患者家属因素

缺乏基本的医疗知识；患者、家属不配合，延误救治。

3. 护理人员自身因素

（1）服务观念滞后　医疗服务和行风建设是社会广泛关注的热点，但有些护士还没完全适应现代医学模式的转化，工作缺乏主动性、积极性，服务态度不佳，说话语气生硬等，缺乏以患者为中心的服务理念。

（2）护理人员的自我保护意识欠缺、法律意识淡薄　在现在的医疗诊治过程中，护理工作者在工作中常常缺乏自我保护意识。主要表现在说话随意、书写护理文件不认真等问题上。

（3）违反医疗操作规程和规章制度　个别护士在工作中不认真执行医院的规章制度，甚至违反医疗护理操作规程，在治疗和护理过程中产生医疗护理差错，造成患者及家属的不信任，从而导致纠纷的发生。

（4）护士心身耗竭综合征　心身耗竭综合征是一种心理能量在长期奉献给别人的过程中被索取过多，而产生以极度的心身疲惫和感情枯竭为主的综合征，并且出现自卑、厌恶工作、失去同情心。主要表现在护士社会地位低、护士缺编、超负荷工作等，导致护士身心疲惫，造成他/她们对护理工作的厌倦。

（5）医疗费用的问题　由于高新技术不断引进以及新特药的应用，使医疗费用的增长同患者的经济承受能力产生矛盾。如果住院的医疗费用未做到一日清单制或收费项目填写不全甚至发生错误等，极易造成患者的误解，导致纠纷发生。

（6）培训不到位，专业技能不熟练　由于护理人员技能不熟悉，对突发事件缺乏应对能力，不能及时观察和发现患者的病情变化，各种操作不熟练导致患者和家属对护士工作的不信任与不满意，引起护理纠纷。

4. 医院管理因素

医院作为一个整体，无论哪个环节出现问题，如后勤供暖、供水、供电、环境、治安等，都可能引起患者的不满而引发纠纷。

二、预防护理纠纷的措施

1. 加强法律法规的学习，提高法律意识

加强对护理人员定期的法律培训，尤其是认真学习《医疗事故处理条例》的相关内容，从理性的角度认识护理事故，清楚了解患者的权利和义务、护士的权利和义务、护理人员的法律责任、护理纠纷的处理程序，以及哪些记录资料在护理纠纷中起着重要的证据作用，积极主动地维护护患双方的合法权益。

2. 加强业务学习、提高业务素质

护理纠纷的发生往往与护士的业务能力有着直接联系，应加强"三基"训练，加强对护士进行继续教育，提高护士业务能力。规范护理技能操作，积极学习新理论、新知识、新技术，掌握各种新型护理仪器、设备的使用，使每位护士达到理论知识扎实，护理操作过硬，抢救技术熟练，高质量地完成护理工作任务，确保患者安全。

3. 强化服务意识、加强护士责任心教育

（1）关注细节，防范纠纷　一件普通的小事有时就可以成为纠纷的导火索，做好每一件小事是护理工作的标准。

（2）转变服务理念，增强超前服务意识　为了适应市场经济服务的需要，护理人员必须更新观念，转变服务理念，树立"以患者为中心"的思想。服务工作要主动超前，要善于发现和总结护理工作中存在的问题及解决问题的对策。

（3）完善各项规章制度和岗位职责　随着人们法制意识的不断提高，在工作中护士稍不留意或违反护理操作常规，就会引起患者的不满和投诉。

（4）合理、科学配置护理人员　在工作量比较大、危重患者较多的情况下，及时调整和补充护理人员，保证临床一线护理工作的质量。

（5）规范护理文书书写，为护理纠纷提供法律依据。

三、调停护理纠纷的技巧

1. 建立良好的护患关系，防止和减少纠纷的发生

加强护士自身素质建设，增进患者的信任感。了解患者及家属的心理特点与需求，提高服务质量。创造一个温馨的环境，满足患者的心理需要。

2. 用心聆听

聆听是一门艺术，从中你可以发现患者的真正需要，从而获得处理投诉的重要信息。

3. 有效沟通

（1）沟通要有诚心　护士与患者或家属进行沟通时，要本着平等、尊敬的原则，适度移情，换位思考，让患者感觉到你真心想帮助他，是在为他解决实际问题，取得患者的信任与理解，为有效地实施各项治疗、护理工作铺平道路。

（2）沟通要有的放矢　了解不同患者的不同需求，同一患者在不同时期的不同需求。如患者初入院时，最关心的是病情、预后以及医院的医疗技术水平，此时，沟通的重点应放在疾病的相关治疗和护理措施方面。随着病情逐渐稳定、好转以及医疗费用的日渐增多，患者关注的焦点开始转到医疗费用方面，沟通的主要内容也应随之转移。

（3）沟通要有预见性　对于有意识、感觉障碍，不能很好地配合治疗和护理的患者，在住院过程中存在较大安全隐患或意外，如跌倒、坠床、烫伤、走失等。护士要根据患者的病情与其家属进行有预见性的沟通，将一些可能出现的情况或危险、需要采取的措施以及患者和其家属应该给予的配合等详细地告诉他们，让他们有充分的心理准备，以积极的行为配合治疗和护理工作。

（4）沟通要有法律意识　护士在与患者或其家属进行沟通时，一定要有强烈的法律意识，除了将相关知识解释清楚外，不要轻易给予任何承诺，涉及病情及愈后的事情护士不应多谈，对医疗费用的额度也不要轻易下结论。

（5）沟通要有始有终（全程）　患者在办理出院手续这个最终环节上也可出现纠纷。如对出院费用的质疑、出院带药不满意、出院手续不了解等，均可导致患者不满。

【选择题】

1. 护士小梅刚参加工作，与患者家属发生了好几次争执，这体现了护理纠纷的什么特点（   ）。

A. 低年资护士发生多   B. 纠纷涉及范围广泛

C. 技术纠纷少   D. 可防范性大

2. 张大爷总是抱怨小丽每天给他打针时不给他解释打针的原因。这体现了护理纠纷的什么特点（   ）。

A. 低年资护士发生多   B. 纠纷涉及范围广泛

C. 技术纠纷少   D. 可防范性大

3. 如何减少和避免护理纠纷（   ）。

A. 按照规章制度办事，主动热情服务   B. 尽量满足患者的要求

C. 主动和患者了解各方面情况   D. 满足患者家属要求

4. 下列哪项不是护理纠纷的因素（   ）。

A. 社会因素   B. 患者家属因素

C. 护理人员自身因素   D. 护士言语问题

5. 王妈妈跟护士长投诉："你们之前不是说我们家孩子几天就会好吗？现在都几天了，还不见好转！"王妈妈的话体现了护士的什么问题（   ）。

A. 护士没有好好护理   B. 护士操作没有体现人文关怀

C. 护士言语不严谨   D. 孩子的病情有所加重

6. 护士应该怎样和患者聊天（   ）。

A. 随意聊天，没有顾忌   B. 不随便和患者聊天

C. 用心聆听，耐心解释   D. 言辞闪烁，不正面回答患者问题

7. 护理工作中，处理好哪种关系是实现以患者为中心的关键（   ）。

A. 医护关系   B. 护患关系

C. 医生与医生的关系   D. 护士与家属的关系

8. 下列哪项不属于护理纠纷发生的原因中护理人员自身因素（   ）。

A. 服务观念滞后   B. 违反医疗操的流程和规章制度

C. 医疗费用的问题   D. 自我维权意识增强

9. 下列哪项不属于预防纠纷的措施（   ）。

A. 加强法律法规的学习，提高法律意识   B. 建立良好的护患关系

C. 加强业务学习，提高业务素质   D. 强化服务意识，加强护士责任心的教育

10. 下列哪项不属于有效沟通的内容（   ）。

A. 沟通要有诚心   B. 要有法律意识

C. 沟通要认真聆听   D. 沟通要有的放矢

【简答题】

1. 护理纠纷有着什么样的特点？

2. 护理工作中如何与患者相处才能避免护理纠纷的发生？

第九章 护士日常社交礼仪

【学习目标】

1. 掌握称呼礼仪、致意礼仪、介绍礼仪、接打电话的原则及方法。
2. 熟悉网络十大基本礼仪。
3. 了解称呼礼仪的禁忌。

第一节 会面礼仪

导入情景

护士小张今年刚分配到某医院进行毕业实习，在工作中常有不同年纪的老师或患者与之交流。

● 想一想 ●

1. 小张该如何称呼这些老师或患者？
2. 如何对患者进行自我介绍？

一、称呼礼仪

人际交往，礼貌当先；与人交谈，称谓当先。恰当地使用称谓，是社交活动中的一种基本礼貌。称谓要表现尊敬、亲切和文雅，使双方心灵沟通，感情融洽，缩短彼此间的距离。正确地掌握和运用称谓，是人际交往中不可缺少的礼仪。运用称呼礼仪务必注意两点：一要合乎常规；二要尊重文化差异。

（一）常用称谓

在护理工作岗位上，同事间彼此的称呼是有特殊性的，要求庄重、正式、规范，与交往对象的职务、职称相称，这是一种最常见的称呼方法。比如刘主任、张老师、李院长等（详见表 9-1）。

表 9-1 日常交往中常用称谓

种类	称谓	对象	举例
姓氏称谓	姓＋老	德高望重的老年男性	刘老
	老(小)＋姓	对方和自己比较熟悉	老张、小王
一般性称谓	先生	成年男士	李先生
		身份较高的知识女性	林菊英先生
	夫人	已婚女性	肖夫人
	女士	所有女性(不知婚否时)	周女士
	小姐	未婚女性	邓小姐
职业与职衔称谓	职衔＋阁下	部级以上的官员或女性高级官员	部长阁下
	军(警)＋先生	军人、警察	警官先生
	姓名＋头衔	国王、王后、王子等	威廉王子
	姓氏＋职务	一般各级企事业单位	张院长
	姓名＋神职	宗教界人士	亚当神父

种类	称谓	对象	举例
他人及家人	您、尊、贵、令等	他人或家人	令尊
	舍、犬、小等	比自己辈分低、年龄小	犬子
	卑职、家等	比自己辈分高、年龄大	家父
	爷爷、奶奶、阿姨	亲属或非亲属	李奶奶

（二）称谓避讳

我们在使用称呼时，一定要避免下面几种失敬的称谓。

1. 错误称谓

常见的错误称谓有误读或是误会。误读就是念错姓名。为了避免这种情况的发生，对于不认识的字的情况，事先要有所准备。如果是临时遇到，要谦虚请教。误会，主要是对被称呼人的年纪、辈分、婚否以及与其他人的关系作了错误判断。比如，将未婚女性称为"夫人"，就属于误会。相对年轻的女性，都可以称为"小姐"，这样对方也乐意听。

2. 不当称谓

工人可以称呼为"师傅"，道士、和尚、尼姑可以称为"出家人"。但如果用这些来称呼其他人，没准还会让对方产生自己被贬低的感觉。

3. 不通行称谓

有些称呼，具有一定的地域性，比如山东人喜欢称呼"伙计"，但南方人听来"伙计"认为是"打工仔"。中国人经常把配偶称为"爱人"，在外国人的意识里，"爱人"是"第三者"的意思。

4. 庸俗称谓

有些称谓在正式场合不适合使用。例如，"兄弟"、"哥们儿"等一类的称呼，虽然听起来亲切，但显得档次不高。

5. 绰号称谓

对于关系一般的，不要自作主张给对方起绰号，更不能用道听途说来的绰号去称呼对方。也不能随便拿别人的姓名、乳名乱开玩笑。

二、致意礼仪

（一）微笑礼仪

在国际交往中，如果因语言障碍无法交流，微笑则是迅速达到交流目的的"润滑剂"。

微笑即是在脸上露出愉快的表情,是善良、友好、赞美的表示。在绝大多数国际交往场合中,微笑都是礼仪的基础。亲切、温馨的微笑能让不同文化背景的人迅速缩小彼此间的心理距离,创造交流与沟通的良好氛围。在工作中护士真诚、友好、自信的微笑,可起到治疗患者心理疾病的作用,让人产生放松的感觉。

(二)握手礼仪

握手,是日常交往的一种礼节。人们在交往中,见面时习惯以握手相互致意;分别时以握手送别;别人取得成就时,我们以握手祝贺;得到帮助时,常常以握手表示谢意。握手的力量、姿势与时间的长短往往能够表达出握手者对对方的不同礼遇与态度。一次积极的、有力度的正确的握手,会表现出你对别人的尊重和重视。一次无力的、错误的握手方式,会立刻传递出对你的不利信息。加拿大形象设计师凯伦认为:"握手是一门如此有趣的艺术,它让我们在瞬间产生种种推测和判断,握手的信息是无言的,但它却是那么的丰富和微妙。握手是如此的感性,但它却在对方开口之前,让我们感受到他的内心活动。"如图 9-1 所示。

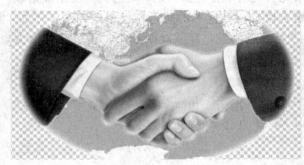

图 9-1　握手礼

1. 握手的基本要求

(1)握手时的姿势　握手时,双方之间保持约一步左右的距离,上身稍向前倾,两足立正,伸出右手,手掌略向前下方伸直,拇指与手掌分开,其余四指自然并拢,握手时两人伸出的掌心都不约而同地向着左方,然后虎口相交,手掌和五指与对方相握。伸手的动作要大方、稳重,表情应自然,面带微笑,眼睛注视对方,不要看第三者或显得心不在焉。右手与人相握时,左手可以空着,并贴着大腿外侧自然下垂,以示用心专一;也可以双手紧握对方的手,以示热情。除老、弱、残疾者外,一般要站着握手,不能坐着握手。

(2)握手的时间　握手的时间长短可因人、因地、因情而异。时间太长使人不安,太短则表达不出热情。通常初次与人握手时间以 3 秒为宜。在多人相聚的场合,不宜与某一个人长时间握手,以免引起他人误会。

(3)握手的力度　除了关系亲近的人可以长久地把手握在一起外,一般握两三下即可。握手时不要太用力,但漫不经心地用手指尖"蜻蜓点水"式的去碰一下也是无礼的。如果要表示自己的真诚和热烈,也可较长时间握手,并上下摇晃几下。

(4)握手的顺序　长辈和晚辈之间,长辈伸手后,晚辈才能伸手相握;年长者和年幼者之间,应由年长者先伸手;上下级之间,上级伸手后,下级才能接握;职位、身份高者与职位、身份低者握手,应由职位、身份高者先伸手;男女之间,女方伸手后,男方才能伸手相握;老师与学生之间,老师先伸手后,学生才能伸手相握;已婚者与未婚者之间,已婚者先伸手，未婚者再伸手相握；社交场合的先至者与后来者握手，应由先至者先伸手。在接待来访者时，应由主人先伸手与客人相握，表示"欢迎"，而在客人告辞时，应由客人先伸出手与主人相握，表示"再见"。

在公务场合，握手时伸手的先后顺序主要取决于职位和身份。而在社交与休闲场合，则主要取决于年纪、性别和婚否。

在任何情况下，最好不要拒绝别人的握手，这是一种礼仪的表现。即使手有汗湿或脏了，也要及时对对方说"不好意思，我的手现在不方便"以免造成误会。可以说，拒绝和别人握手的人是缺乏教养的。戴着手套握手是失礼行为。男士在握手前应先脱下手套，摘下帽子。女士在结婚当天可以例外。握手时双方互相注视，微笑，问候，致意，不要看第三者或显得心不在焉。

2. 不宜握手的时机

对方所处距离与自己相距较远时；对方手部负伤时；对方所处的环境不适合握手时；对方手在拎东西时；对方在与他人交谈时手中有事，如打电话、用餐等。

（三）点头礼

点头礼作为一种致意的方式，其适用的范围很广，如路遇熟人或与熟人、朋友在会场、剧院、歌厅、舞厅等不宜交谈之处见面，以及遇上多人而又无法一一问候之时，都可以点头致意。点头礼的做法是头部向下轻轻一点，同时面带笑容。注意不要反复点头不止，点头的幅度不宜过大。行点头礼时，最好摘下帽子，以示对对方的尊重。

（四）注目礼

注目礼泛指以目注视对方的见面礼节。其要领是面向受礼者成立正姿势，同时注视受礼者，并且目迎目送（右、左转头角度不超过45°）。在升国旗、奏国歌、接受检阅、教师上课、上级领导进入室内、送客等场合，在场的人员都应行注目礼。在行注目礼时应注意当只有两个人的场合，或虽有多人在场但只有两人存在某种关系的情况下，注目礼的作用不很明显，或者说不宜使用，因为这种情况下的注目无异于盯视，已经失去了它本来的作用，这时应采用其他礼节形式。

（五）鞠躬礼

鞠躬，意思是弯身行礼，是表示对他人敬重的一种郑重礼节。此种礼节一般是下级对上级或同级之间、学生向老师、晚辈向长辈、服务人员向宾客表达由衷的敬意或歉意。鞠躬是中国、日本、韩国、朝鲜等国家传统的、普遍使用的一种礼节。

常见的鞠躬礼有以下三种。

1. 大礼行三鞠躬

在现代这种礼节已在日常生活中不多见，只是在学校，或在喜庆、纪念、丧葬活动中使用。其基本动作规范如下：行礼之前应当先脱帽，摘下围巾，身体肃立，目视受礼者。男士的双手自然下垂，贴放于身体两侧裤线处；女士的双手下垂搭放在腹前，身体上部向前下方弯约90°，然后恢复原样，如此三次。

2. 深鞠躬

其基本动作同于三鞠躬，区别就在于深鞠躬一般只要鞠躬一次即可，但要求弯腰幅度一定要达到90度，以示敬意。

3. 社交、商务鞠躬礼行礼

立正站好，保持身体端正；面向受礼者，距离为两三步远；以腰部为轴，整个肩部向前倾15°以上（具体视行礼者对受礼者的尊敬程度而定），同时问候"您好"、"早上好"、"欢迎光临"等。见图9-2所示。

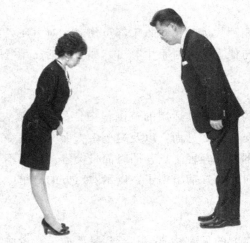

图 9-2　鞠躬礼

在行鞠躬礼时需要注意：①最好将帽子摘下，因为戴帽子鞠躬既不礼貌，也容易滑落，使自己处于尴尬境地；②鞠躬时目光应向下看，表示一种谦恭的态度，不要一面鞠躬一面试图翻起眼睛看对方，这样姿态既不雅观，也不礼貌；③鞠躬礼毕起身时，双目还应该有礼貌地注视对方，如果视线转移到别处，即使行了鞠躬礼，也不会让人感到是诚心诚意；④鞠躬时，嘴里不能吃东西或叼着香烟；⑤上台领奖时，要先向授奖者鞠躬，以示谢意，再接奖品，然后转身面向全体与会者鞠躬行礼，以示敬意。

三、介绍礼仪

介绍，是人际交往中与他人进行沟通、增进了解、建立联系的一种最基本的方式。介绍能使素不相识的人互相认识，找到共同话题，产生兴趣，从而扩大人们的交际范围。在日常交往中，介绍基本有两种，即自我介绍和他人介绍。

（一）自我介绍

自我介绍是在没有中介人的情况下，将自己介绍给他人，以便对方认识和了解。恰当的自我介绍不仅能增进他人对自己的了解，还能促进社交，给人留下良好的第一印象。自我介绍应注意以下几点：

（1）内容要真实，详略得当　介绍自己时，首先应该实事求是，不应自吹自擂。一般场合只要讲清姓名、身份即可；做会议汇报时除了讲清姓名身份以外，还需讲明自己的职位和工作单位；求职应聘时还应将自己的学历、资历、专长、能力等介绍清楚。

（2）态度从容，形式多样　进行自我介绍，要做到从容、自信。面部表情要自然，亲切，眼神和善，同时要保持自信；自我介绍的方式是灵活的，面对不同的对象采取不同的方式，可利用名片或介绍信等资料加以辅助。

（3）把握介绍时机与时间　在进行自我介绍时，要有意识地抓住重点，一般而言，时间以半分钟最佳，不宜超过1分钟。

（4）注意自我介绍的顺序　一般来说，职位高者与职位低者相识，职位低者先做自我介绍；男士与女士相识，男士先做自我介绍；年长者与年幼者相识，年幼者先做自我介绍；资历长者与资历浅者相识，资历浅者先做自我介绍。

（二）介绍他人

介绍他人，又称第三方介绍，是经过第三方为彼此不认识的双方引见、介绍的一种交际方式。做介绍的人，一般是主人、朋友、秘书或公关人员。

集体介绍是介绍他人的一种特殊情况，它是指被介绍的一方或者双方不止一人的情况。集体介绍有单项式和双向式两种形式。单项式集体介绍是指当被介绍的一方是个体，另一方是集体时，一般只把个人介绍给集体，而不必再向个人介绍集体。双向式集体介绍是指当被介绍的双方均为集体时，双方的全体成员均应被正式介绍。

注意事项：

1. 注意介绍双方的先后顺序。原则是"尊者居后"。先介绍主人，客人有优先知情权，先介绍男士后介绍女士，先介绍晚辈后介绍长辈，先介绍位低者再介绍位高者。

2. 先递名片再介绍，长话短说，语言精练。

3. 第一次介绍单位和部门时要使用全称。

4. 被介绍的双方要注意握手的先后顺序。

第二节　电话礼仪与网络礼仪

导入情景

护士小马和护士小刘是好友，节假日期间小马想要问小刘南丁格尔的出生日期是什么时候，于是给小刘打电话询问，多次拨打无人接听后小马在QQ上给小刘留言询问。

● 想一想 ●

1. 护士小马这样的做法有何不妥？

2. 护士小马在提问题以前，是否应该自己花些时间去搜索和研究？

随着科学技术的发展和人们生活水平的提高，电话的普及率越来越高，电话是信息传递的便利工具。一个人接听拨打电话的沟通方式是否合适，常常会影响到他能否顺利达成本次沟通的目标，人们也能通过电话粗略判断对方的人品和性格，留下第一印象。因而，掌握正确的、礼貌待人的接打电话的方法是非常必要的。

一、接打电话礼仪

（一）接电话礼仪

1. 接听电话前

（1）准备记录工具

如果大家没有准备好记录工具，那么当对方需要留言时，就不得不要求对方稍等一下，让客人等待，这是很不礼貌的。所以，在接听电话前，要准备好记录工具，例如笔和纸、手机、电脑等。

（2）停止一切不必要的动作

不要让对方感觉到你在处理一些与电话无关的事情，对方会感到你在分心，这也是不礼貌的表现。

（3）使用正确的姿势

如果你姿势不正确，电话不小心从你手中滑下来，或掉在地上，发出刺耳的声音，也会令对方感到不满意。

（4）面带微笑接起电话

接电话时要面带微笑，即使对方看不见你，也要让对方在电话中能感受到你的热情。

2. 接电话时

（1）及时接听电话

一般来说，在办公室里，电话铃响3遍之前就应接听，6遍后就应道歉："对不起，让您久等了。"如果受话人无法及时接听，代接的人应妥为解释。

（2）确认对方信息

对方打来电话，一般会自我介绍。如果没有介绍或者你没有听清楚，就应该主动问："请问您是哪位？我能为您做什么。"如果对方找的人在旁边，受话人应说："请稍等。"然后用手掩住话筒，轻声招呼你的同事接电话。如果对方找的人不在，则应该告诉对方，并且问："需要留言吗？我可以帮忙转告！"

3. 注意事项

① 接听电话时，应注意使嘴和话筒保持4厘米左右的距离；尽量将耳朵贴近话筒，仔细倾听对方讲话。

② 接电话语气"喂"的声调最好为上升调，这样显得你愉悦、礼貌。

③ 打、接电话时说话应吐词清晰，保证对方能听明白，切忌叼着香烟、嚼口香糖。

④ 挂电话一般是主动打电话的一方先挂电话，接电话方等对方挂电话后再挂电话；如果此时通话双方都在等对方先挂电话，这时通话结束 3 秒后可以挂电话。

⑤ 如果是座机，请轻放电话。

⑥ 受话者如果按了免提需要告诉对方。

（二）拨打电话礼仪

1. 拨打电话的步骤

① 拨通电话前，先整理电话内容，必要时列出要点，避免浪费时间。

② 自我介绍。拨打电话后，应首先介绍自己的身份，并简要说明需要通话的对象。

③ 确认对方。如果不是要找的人，请受话人找人或代转时，应说"劳驾"或"麻烦您"，礼貌地请接电话者转接。

④ 问候对方并说明目的。

⑤ 倾听对方意见，不要擅自打断对方。

⑥ 重复重点。如果是公务接触，需要核实双方交流的重点内容，避免信息的疏忽遗漏。

⑦ 礼貌道别。

2. 注意事项

① 选择合适的时间。打电话时，除非重要事情，尽量避开受话人用餐、休息的时间，而且最好别在节假日打扰对方。

② 掌握通话时间。如果使用公务电话，在打电话前最好先想好要讲的内容，通常一次通话不应长于 3 分钟，即所谓的"3 分钟原则"。

③ 态度友好，文明通话。不要在公共场合大声通话，以免影响到周围的人。

二、网络礼仪

网络礼仪是互联网使用者在网上对其他人应有的礼仪，真实世界中，人与人之间的社交活动有不少约定俗成的礼仪。在互联网虚拟世界中，也同样有一套不成文的规定及礼仪，即网络礼仪，供互联网使用者遵守。忽视网络礼仪，可能会对他人造成骚扰，甚或引发网上骂战等事件，虽然不会像真实世界里动武般造成损伤，但对当事人会是一种不愉快的经历。

以下网络上十大基本礼仪。

1. 记住别人的存在

互联网给予来自五湖四海的人们一个共同的地方聚集，这是高科技的优点，但往往也使得我们面对着电脑银屏忘了我们是在跟其他人打交道，我们的行为也因此容易变得更粗劣和无礼。因此《网络礼节》第一条就是"记住人的存在"。如果你当着他人面不会说的话在网上也不要说。

2. 网上网下行为一致

在现实生活中大多数人都是遵法守纪，在网上也同样如此。网上的道德和法律与现实生活是相同的，不要认为在网上与电脑交易就可以降低道德标准。

3. 入乡随俗

同样是网站，不同的论坛有不同的规则。在一个论坛可以做的事情在另一个论坛可能不能做。

4. 尊重别人的时间和带宽

在提问题以前，先自己花些时间去搜索和研究。很有可能同样的问题以前已经被问过多次，现成的答案随手可及。不要以自我为中心，别人为你寻找答案需要消耗时间和资源。

5. 在网上给自己留个好印象

因为网络的匿名性质，别人无法从你的外观来判断，因此你一言一语成为别人对你印象的唯一判断。如果你对某个方面不是很熟悉，找几本书看看再开口。同样，发帖以前仔细检查语法和用词。不要故意挑衅和使用脏话。

6. 分享你的知识

除了回答问题以外，还包括当你提了一个有意思的问题而得到很多回答，特别是通过电子邮件得到回复以后，你应该写份总结与大家分享。

7. 平心静气地争论

争论是正常的现象。要以理服人，不要人身攻击。

8. 尊重他人的隐私

别人与你用电子邮件或私聊（微信/QQ）的记录应该是隐私的一部分。如果你认识的某个人用笔名上网，在论坛未经同意将他的真名公开也是一个不好的行为。如果不小心看到别人打开电脑上的电子邮件或秘密，应该不到处广播。

9. 不要滥用权力

管理员、版主比其他用户有更多权利，应该珍惜使用这些权利。

10. 宽容

我们都曾经是新手，都会有犯错误的时候。当看到别人写错字、用错词、问一个低级问题或者写篇没必要的长篇大论时，你不要在意。如果你真的想给他建议，最好用电子邮件私下提出建议。

【选择题】

1. "赵院长"符合下列哪种称呼方式（　　　）。

A. 学衔性称呼　　　　B. 职务性称呼　　　　C. 职称性称呼　　　D. 职业性称呼

2. 一位公司的副总经理，姓付，请问下列称呼中最适合的是（　　　）。

A. 总经理　　　　　　B. 付副总经理　　　　C. 付经理　　　　　D. 经理

3. 男子与女子握手时，应只轻轻握一下妇女的（　　　）。

A. 指尖　　　　　B. 手掌　　　　　C. 手指　　　　　D. 手腕

4. 握手的标准方式，是行礼时行至距握手对象约多远距离（　　　）。

A. 1 米　　　　　B. 0.5 米　　　　C. 1.5 米　　　　D. 2.5 米

5. 一般情况下，握手的时间应控制在多久以内（　　　）。

A. 1 秒钟　　　　B. 3 秒钟　　　　C. 5 秒钟　　　　D. 7 秒钟

6. 根据礼仪规范，在握手时，由谁首先伸出手来"发起"握手（　　　）。

A. 年幼者　　　　B. 晚辈　　　　C. 下级　　　　D. 尊者

7. 下列符合自我介绍的礼仪规范的是（　　　）。

A. 力求突出而夸大

B. 自我介绍的内容应简约、易懂、易记

C. 对方正在工作时可进行自我介绍

D. 任何场合的自我介绍都要详细

8. 介绍他人的顺序正确的是（　　　）。

A. 先将晚辈介绍给长辈　　　　　　B. 先将老师介绍给学生

C. 先将来宾介绍给主人　　　　　　D. 先将女士介绍给男士

9. 接电话前我们应该怎么做才合乎护理礼仪规范（　　　）。

A. 准备记录工具　　　　　　　　　B. 停止一切操作

C. 面带微笑的接电话　　　　　　　D. 使用正确的姿势

10. 网络上十大基本礼仪错误的是（　　　）。

A. 平心静气地争论　　　　　　　　B. 分享你的知识

C. 尊重他人的隐私　　　　　　　　D. 滥用权利

【简答题】

1. 简述握手的基本要求。

2. 简述接听电话的注意事项。

第十章　护理求职礼仪

【学习目标】

1. 掌握面试前后的礼仪要求，书面求职信的写作方法，个人简历的写作方法以及能在实践中运用求职礼仪的知识。

2. 熟悉书面求职材料的写作要求及注意事项。

3. 了解求职礼仪的概念、特点及种类。

第一节 求职礼仪概述

导入情景

小满即将面临毕业找工作，这天她在网上看到了一则医院招聘启事，她想去试试，虽然对自己没有太大信心，但还是想锻炼一下自己。于是她在网上投了简历，过了几天收到该医院的回信，可以去面试。小满心里又高兴又紧张。

● **想一想** ●

1. 小满该怎么面对即将来临的面试？
2. 在你以后的求职过程中，你应该遵循哪些礼仪原则？

一、求职礼仪的概念

求职礼仪是公共礼仪中的一种，是发生在求职过程中的一种社交礼仪，即求职者在求职过程中与招聘单位接待者接触时，应表现出来的礼貌行为和规范的仪表形态。它一般是通过求职者的应聘资料、礼仪举止、仪表、着装打扮等方面体现其内在要素。

二、求职礼仪的种类

根据招聘单位的机制、性质、招聘形式的不同，求职形式分为书面求职、电话求职、网络求职、面试求职四种形式，四者可以是单一出现，也可以综合出现。

三、求职礼仪的特点

求职礼仪的特点可以总结为三点：广泛性、时机性、目的性。

广泛性

所谓广泛性，主要是指求职礼仪在整个人类社会的发展过程中是普遍存在的，并被人们广泛认同。对于每一位毕业生来说，为了社会的不断发展，为了实现自己的人生目标，在毕业后都需要通过求职来获得一份满意的工作，实现自己的人生价值。因此，求职礼仪具有广泛性。

时机性

求职具有较强的时机性，尽管求职者为了获取一份工作都会做大量的准备工作，但是求职的结果往往取决于双方的短暂接触，尤其是面试，更是求职成功与否的关键。因此，对于每一位求职人员来说抓住面试时机至关重要。

目的性

求职对于招聘单位和应聘者来说其目的性非常明确。招聘单位希望录用综合能力强整体水平高的人员。但是招聘单位往往把面试时应聘人员的仪表、言谈、行为等第一印象作为是否录用的重要条件。所以，应聘者应根据这一点进行有目的的准备，从而实现求职的成功。

第二节　求职材料

导入情景

　　小满准备写一封求职信，查阅了一些关于求职的材料后，觉得自己还有很多欠缺，准备把自己的简历再认真改一下。

● **想一想** ●

1. 你认为小满的简历中应注意哪些内容。

2. 求职信和简历该怎么写？

　　书面求职是求职材料中重要的一项，其主要内容就是求职信和简历。求职信写得好坏会很大程度地影响求职推荐表的作用。一份好的求职信能为你赢得一个面试机会，一份不好的求职信则会使求职推荐表形同虚设。

一、求职信的写作要求与注意事项

（一）求职信的规格

　　建议用 B5 或尺寸小于自荐书封面的纸张，用激光打印机输出，页面要简洁，布局要合理。

（二）求职材料的主要内容

　　求职材料主要包括求职信、个人简历、本专业介绍、学习成绩、各种奖励、证书、作品等的复印件。

（三）求职信的格式

　　求职信的格式和一般书信大致相同，即称呼、正文、结尾、落款。开头要写明用人单位人事部门领导，如"某单位负责同志：您好"等字样，结尾写上"祝工作顺利"等祝愿的话，并表示热切希望有一个面试的机会，最后写明自己的学校、通讯联系地址、姓名和时间。

（四）求职信的内容

　　求职信的重要性在于它与简历表起着不同作用，许多简历表中的具体内容不应在求职信中重复。简历表告诉别人的是有关你个人的基本信息、学习工作经历和你的专业技能。而求职信告诉别人的是为什么你是这份工作的最佳人选。

一封求职信应做到以下三点。

1. 自我介绍和写求职信的理由

信的首段要着力抓住招聘主管的注意力，要用一两句新意的话去吸引读者。自我介绍要简单，用一两句话概括就可以了。写求职信的理由，要说明你学的专业对口，有着同样的工作兴趣，或者你一直在关注贵单位的发展，经常通过新闻媒体了解贵单位或者这个行业。

2. 自我推荐

信的第二部分要简短地叙述自己的才能和特长，特别是这些才能将能满足用人单位的需要，但没有必要具体陈述，因为简历表将负责陈述这些内容。同时，还应该谈谈这个职位的工作要求，在这部分应强调你的才能和经验将会有益于用人单位的发展，要让人感到你想表达的是"我如何发挥自己的才能，能为单位的发展做出贡献"。不要在信中提及你对应聘岗位工资、待遇的要求。

3. 制订计划

信的结尾要表明你的下一步计划，不要让招聘者来决定，要自己采取行动。告诉招聘者怎样才能与你联络，打电话或者发 E-mail，但不要坐等电话。要表明如果几天内等不到贵单位的电话，我会自己打电话确认招聘者已收到求职表和安排面试情况，语气肯定，但要有礼貌。

（五）求职信的注意事项

不管你的求职信是写给什么身份的人，都不要使用"××老前辈"、"××师兄（傅）"等不正规的称呼。如果打探到对方是高学历者，可以用"××博士"、"××硕士"来称呼对方，让对方更容易接受，无形中对你产生一种亲切感。求职信的称呼与一般书信不同，书写时须正规些，如果写给医院人事部门负责人，可用"尊敬的××人事处（科）长"称呼；如果写给院校人事处负责人或校长的求职信，可称"尊敬的××教授（校长、老师）"。

正文：求职信的中心部分是正文，形式多种多样，但内容都要求说明求职信息的来源、应聘职位、个人基本情况、工作成绩等事项。首先，写出信息来源渠道，如："得悉贵院正在拓展业务，招聘新人，且昨日又在《××报》上读到贵院招聘广告，故有意竞聘护士一职。"记住不要在信中出现"冒昧"、"打搅"之类的客气话，他们的任务就是招聘人才，何来"打搅"之有？

如果你的目标单位并没有公开招聘人才，或你并不知道他们是否需要招聘新人时，你可以写一封求职信去投石问路，如："久闻贵院实力不凡，声誉卓著。据悉贵院将增加科室、扩大规模，故冒昧写信自荐，希望能为贵院出一份力。我的基本情况如下……"这种情况下用"冒昧"二字就显得很有礼貌。

其次，在正文中要简单扼要地自我介绍与应聘职位有关的学历水平、经历、成绩等，令对方从阅读完毕之始就对你产生兴趣。但这些内容不能代替较详细的个人简历，应作为求职信的附录。

最后，应说明能胜任职位的各种能力，这是求职信的核心部分。目的无非是表明自己具有专业知识和社会实践经验，具有与工作要求相关的特长、兴趣、性格和能力。总之，要让对方感到，你能胜任这个工作。在介绍自己的特长和个性时，一定要突出与所申请职位有联系的内容，千万不能写上那些与职位毫不沾边的东西，比如你应聘护士一职，在求职信中大谈"本人好静，爱读小说"等与业务无关的性格特征，这样结果肯定不行。

结尾：一般应表达两个意思，一是希望对方给予答复，并盼望能够得到参加面试的机会；二是表示敬意、祝福之类的词句，如"顺祝愉快安康"、"深表谢意"等，也可以用"此致"之类的通用词。

署名：按照中国人的习惯，直接签上自己的名字即可。国外一般都在名字前写上"你诚挚的、你忠实的、你信赖的"等之类的形容词，这种方法不能轻易效法。日期：写在署名的下方，应用阿拉伯数字书写，年、月、日全都写上。

附录：求职信一般要求和有效证件的复印件一同寄出，如学历证、职称证、获奖证书、身份证的复印件，还有个人求职简历，并在正文左下方一一注明。

最重要的是别忘了在结尾认真写明自己的详细通讯地址、邮政编码和联系电话，如果让你的亲朋好友转告，则要注明联系方式方法及联系人的姓名以及与你的关系，以方便用人单位与之联系。成功的求职信应该表明自己乐意同将来的同事合作，并愿意为事业奉献自己的聪明才智。态度诚恳，措辞得当；着眼现实，有针对性；实事求是，言之有物；富有个性，不落俗套；言简意赅，字迹工整。

二、求职信的写法

（一）范文

××护理部主任：

您好！

前几天从贵单位人事部门获悉贵医院护理部招聘本科学历护理人员的信息，本人不揣冒昧，写此信求职，望您在百忙之中能予以考虑。

本人就读于某某学院护理专业，系统学习了医学基础知识、护理基础知识和护理临床知识，特别学习了有关现代护理学的专业知识，如护理礼仪、护理人际沟通、基础护理学、内科护理学、外科护理学、社区护理、护理评估等课程，学习成绩优秀，曾连续三年获得校级一等奖学金。计算机已通过国家级二级，英语已达到四级水平。

在某某医院实习的一年当中，本人积累了一定的临床工作经验，培养了良好的交际能力与管理协作能力，具有较好的团队合作精神。如果我有幸加入贵医院，我将在您的领导下和大家一起为提高医院的护理质量而努力。

我的个人简历与相关材料一并附上，诚望能给我面试的机会。谢谢！

此致

敬礼！

求职人：某某某

××××年××月××日

（二）个人求职简历书写

一般简历可以用直观的表格形式体现，一个完整的简历应包含以下内容：

1. 基本信息

主要包括姓名、性别、年龄、工作年限、联系地址、联系方式等基本个人信息。

在填写联络方式时，请务必填上电话、手机等信息，以便招聘单位在第一时间内能与你取得联系。而且一旦你的联系方式有变化，记得立即与求职单位的负责人联系，并告知你现在正确的联系方式。

2. 自我评价

主要是对自己的简短评价，字数在150字以内。应该简明扼要地说明你最大的优势是什么，比如"在某某医院就职时曾获得某某奖励、荣誉"等，避免使用一些空洞、老套的话。

3. 求职意向

说明自己期望工作的科室、职位以及薪资要求。

4. 工作经验

详细工作职责描述。

一份好的简历，工作经验是核心。人事部门负责人在查看简历时，最感兴趣的也是你的工作经验。在填写简历时，要尽量详细地描述你的工作内容和职责。

5. 教育经历

详细描述自己的教育经历，比如学校名称、专业以及在学校中的表现、获奖情况等。

6. 培训经历

详细填写培训时间、培训机构、培训课程、获得证书等。

7. 证书

列出自己获得的各类证书，展示自己多方面的专业技能。

8. 语言能力

展示自己的外语能力。

9. IT技能

描述自己掌握的IT技能。

10. 附加信息

展示自己的特长，兴趣爱好，求职目标等。

第三节 求职面试礼仪

导入情景

一日，小满在报上获悉本市一家三甲医院正在招聘护理人员，她在做了充分的准备后，通过了笔试关，现在医院通知小满去医院面试。小满在检查了自己的着装、面容，整理了对该医院的了解（仅仅在网上搜集了资料），为自己加油打气后，小满充满信心地去面试了。

● **想一想** ●

1. 你觉得小满的准备做充分了吗？为什么？
2. 请你给小满提点意见，以及在面试过程中可能出现的小满没有准备的地方。
3. 当你要去面试时，应注意哪些礼仪？

一、面试前的准备

（一）做好心理准备

应考者要对自己有清醒的认识。有人认为自己对自己是最了解的，其实未必。生活中，我们经常看到一些大学生高傲自大，自以为学习成绩好就什么都行了，这种盲目自信的人其实是没有自知之明的，工作和社会生活远比单纯的学习复杂得多，再说了，强中更有强中手，你还面临着许许多多的强有力的竞争对手，刚开始谁都不能保证自己一定能够被录用，所以抱有这种心态的人通常是不会给考官留下太多好印象的。与此相反，那些对自己的能力比较自卑、老是担心自己会被淘汰下来的学生，也会影响其在面试现场的发挥。所以，调整自己的心态、清晰地认识自己是很关键的。那么如何认识自己呢？首先，了解自己的人生目标、兴趣爱好、就业倾向等方面的情况，一般大专院校都会为毕业生聘请专家学者，辅导社会新人如何在社会上求职，并分析个人专业及志向，因此可充分运用这一渠道，为求职预先做好准备。或者多与家人及有社会经验的亲友沟通并交换意见，听取他们的建议并衡量个人志愿。面试前要反复看个人的推荐材料，并熟记于心，这样在自我介绍时才可以从容应对，不至于出现推荐材料的内容自己不熟悉的情况。若你仍没有把握，可在面试前组织部分同学，做一次面试前的"彩排"或"演习"，这样有助于你进一步掌握有关材料，增强面试时的自信心。其次，对照应聘职位的要求，正确看待自己的长处与差距。第三，在上述分析的基础上，正确把握自己的心态，积极地去应对考官可能提出的问题，既不要目空一切，也无需自暴自弃。

（二）保持良好的身体状态

充沛的精力和良好的身体状态是面试成功的前提保证。

1. 乐观的心态

积极乐观的心态十分重要，凡事向积极的一面想，适当地放松自己，不要有过重的压力。

2. 充足的休息

休息有助于松弛神经与恢复体力，对于保持身体健康非常重要。每天休息 6～8 小时，包括夜间睡眠和日间的精神放松。有规律的睡眠及放松有助于调节身体，促进食物的消化及废物排泄（同时，由于保证了营养和血液的供应，睡眠也有助于保持头脑清醒）。

3. 适量的运动

体育锻炼是保持身体健康的关键因素。经常运动有助于消耗体内多余的热量，改善心脏和血液循环系统。

4. 均衡的营养

注意日常饮食习惯，要注意合理饮食的六个方面：食物多样化、多吃蔬菜、水果和谷类食物，选择低脂肪、低胆固醇的食物，少吃盐、糖，尽量少饮酒，避免吸烟。合理饮食对健康的影响是长期的，均衡膳食需要平时养成习惯，并坚持不懈，才能充分体现饮食对健康的重大促进作用。

（三）培养自身扎实的专业基础

护理工作专业性强，职业素质要求高，具备良好的专业素质和求职应聘能力是护理专业毕业生尽快找到专业对口岗位的关键。护士的专业素质包括以下两个方面。

（1）专业思想牢固，热爱护理工作　这是一个护士政治素质的主要方面。只有爱干才会干好，只有爱干才会勇于探索和钻研。护士从事预防疾病、救死扶伤的工作，减轻个体和人群的痛苦是护士所从事护理工作的基本职责和任务。爱岗敬业、德才兼备、品学兼优是护士应该具备的政治素质。护理工作不分白天和黑夜，不分工作日和节假日，做护士就意味着奉献。

（2）护士要具备良好的业务素质　基本功要扎实过硬，包括基本理论、基本知识和基本操作技能。在医院实习期间认真努力学习，将理论知识与实际操作相结合。只有具备这样过硬的专业素养才能在面试过程中，轻松应对考官提出的综合性专业知识的问题。

（四）仪容仪表准备

面试时，要有整洁利索的仪表。头发应整洁干净、清爽、卫生，发型宜简单、朴素。男学生最好在面试前一周理发，面试前一天修面。女学生可以化淡妆，但不宜太浓或过于夸张。服装要合体，讲究搭配，展现出正统而不呆板、活泼而不轻浮的气质。有时，面试时要求护生着护士服，因此在穿着时一定要严格遵循护士服的着装要求。无论应聘何种职业，面试着装均要遵循"朴素典雅"的原则。男学生可以带公文包，女学生可以带手袋，但面试时应放置一旁，切勿放在自己与面试者之间。

（五）适当了解招聘单位情况

俗话说"知己知彼，百战百胜"。对于求职者，在求职之前，不但对自己要有一个全面的认识，还应了解招聘单位的一些情况。要尽可能多地收集有关招聘单位的详细资料，做到心中有数。所获得的信息应准确、真实。如有可能，事先到即将面试的地点看看以熟悉环境，这样可以缓解面试时的紧张情绪。

二、面试中的表现

求职面试中的主考官，首先是通过求职者的仪表来认识对方的，最初的交往中，仪表往往比一个人的简历、介绍信、文凭更能直接产生效果，主考官通过求职者的仪表、举止、言谈来判断求职者的个性、学识及修养，并形成特殊的心理定势，无形中左右着考察判断。

（一）服饰得体

医院护理招聘工作一般都是由护理部助理员或总护士长完成，她们的审美已成定式，一般她们会针对临床护士的着装、化妆、服饰来要求应聘者，所以求职者按临床护士着装要求装扮最为适宜。服装不要过于袒露及性感；指甲要剪短，不要涂上夸张的颜色；头发修剪整齐、束起，不要让杂乱的头发遮盖面颊，更不要把头发染成很夸张的颜色。如果你的身高不足 160 厘米，面试时最好穿一双半高跟鞋，因为大多数医院对护士的身高要求在 160 厘米以上；着装时，应注意服装色系和肤色的搭配。

（二）遵时守信，不急不躁

求职者最好提前 10～20 分钟到达考场稳定情绪。千万别迟到或违约，初次见面没有任何原因是你迟到的理由，这么重要的事你都随随便便，由此可推测你是一个对工作缺乏热情和责任心的人。在候考试室时，对门口的接待员要以礼相待，注意细节，同时也不要忘记说："谢谢""请您……"之类的客套话。等候时，不要大声喧哗、接听手机、东张西望、到处走动，进入面试室前要将手机关闭。以免应试时打乱你的思绪。

（三）入室敲门，"请"后入座

即使面试房间的门是虚掩的，也应先敲门，千万别冒失地推门就进，给人鲁莽、无礼的印象。敲门时要注意敲门声的大小和敲门的速率，用右手背的指关节轻轻地敲响三下，并问："请问我可以进来吗？"得到允许后再轻轻推门而进。进入考场后，转身静静地把门关好，动作轻柔。进入面试室后，不要自己坐下，要等主考官让你就坐时再入座，并坐在主考官指定的座位上，说声"谢谢"。落座时，注意坐姿端正。

（四）留下良好的印象

招聘老师通常会很关注应聘者在面试过程中的一些细节问题，特别是非语言信息。所以应聘者在应聘时要思想集中，思路清晰，语气亲切自然，能让对方感觉出你的自信、稳重、大方。应聘者面带微笑，举止有礼，会让对方感到友好和愉快。拿、递简历时要与应聘老师有诚恳的目光接触，双手将简历轻轻放在对方面前时，要将顺向的一面朝向老师，主动展开，随即依次做简单介绍。回答要准确、简捷到位。力争通过自己积极主动的行为形成融洽的气氛，使双方在心理相容、心情愉快的情景下交流，用最短的时间取得招聘老师的满意。

（五）仔细聆听，把握分寸

求职者必须让主考官先开口发问，认真听清考官的题目及其要求，然后针对问题做出正确的回答。切忌过于热情，不问青红皂白，信口开河。

（六）口齿清晰，语言流畅

面试时护生的语言表达艺术标志着你的成熟程度和综合素养。交谈时要注意发音准确，吐字清晰，语气平和，语调恰当，音量适中，还要控制说话的速度。说话时除了表达清晰外，适当的时候可以插进幽默的语言，使谈话增加轻松愉快的气氛，也能展示自己的优雅气质和从容风度。

（七）遇事冷静，诚实坦率

面试过程中，考官为了观察你的应变能力及自控能力，常常采用较为特殊的手法：有的主考官采用中途退场或姗姗来迟的方式来考察你的反映；也有的会提出一些较为苛刻的问题，甚至这些问题和考试没有什么关系。若问到个人隐私时，应委婉地拒绝："这是我个人隐私，能否改日再谈。"这充分体现了你的修养。若在面试中遇到实在不会回答的问题，就应真诚地回答："这个问题我没有思考过，不会回答。"这样反倒给主考官留下诚实、坦率的好印象，不要支支吾吾，或不懂装懂。

（八）适时告别

在面试快要结束时，要特别注意考官的暗示。当双方的意愿都表达得差不多时，求职者听到主考官说"你的情况我们已经了解了，今天就到这里吧"，"谢谢你对我们工作的支持"等时，你可以面带微笑主动告辞，告辞时要注意礼貌。可以机智地询问对方会在什么时候让你知道结果。并向对方给了自己这次面试的机会表示感谢。给对方留下一个积极、良好的印象。

三、面试后的礼仪

求职者往往很注重面试前和面试中的礼仪规范，而对于面试后的礼仪要求往往忽略。一般而言，面试结束后一两天内，求职者可以向曾经面试过的单位发一封致谢函。致谢函要写得简洁明了，一般不超过一页纸。此种做法一方面可以表达求职者的谢意，体现出对对方的尊重；另外一方面也可以重申自己对该工作的渴望和能够胜任该工作的能力，并表示为了该单位的发展会尽其所能。这样的致谢函会使对方加深对求职者的印象，增强其竞争力。

总之，求职过程中遵循相应的礼仪规范，可以帮助求职者增加求职成功的机会，因此，一定要重视和学习相应的求职礼仪规范。

目标检测

【选择题】

1. 关于求职礼仪的概念理解，正确的是（　　　）。
A. 是一种公共礼仪　　　　　　　　B. 只体现在求职者的着装上
C. 发生在面试过程中　　　　　　　D. 通过求职者的书信表达即可

2. 下面哪项是求职礼仪的作用（　　　）。
A. 具有广泛性　　　　　　　　　　B. 能提高专业素养
C. 是求职路上的敲门砖　　　　　　D. 被录用的必要条件

3. 求职信的主要内容不包括（　　　）。
A. 专业介绍　　　　　　　　　　　B. 学习成绩
C. 奖励和证书　　　　　　　　　　D. 理想工作

4. 电话求职时不适宜的是（　　　）。
A. 拿简历回答问题　　　　　　　　B. 按自己平常的语气、语调
C. 手边准备纸和笔　　　　　　　　D. 注意语速

5. 面试中的礼仪不包括以下哪项（　　　）。
A. 服饰得体　　　　　　　　　　　B. 遵时守信，不急不躁
C. 入室敲门　　　　　　　　　　　D. 结束及离开

6. 求职礼仪的特点不包括以下哪项（　　　）。
A. 广泛性　　　　　　　　　　　　B. 时机性
C. 目的性　　　　　　　　　　　　D. 随意性

7. 当你要去某医院求职时，需要做的求职准备有（　　　）。
A. 求职信和个人简历　　　　　　　B. 了解该医院的基本情况
C. 做好仪容仪表准备及心理准备　　D. 以上所有准备

8. 在面试的礼仪中哪一项是错误的（　　　）。
A. 敲门时用右手背的指关节轻轻地叩击三下
B. 进门后未经考官同意直接坐在板凳上
C. 进门后轻轻地把门关好
D. 落座时坐姿端正

9. 面试着装时，应注意服装色系和肤色的搭配，下列哪种描述不正确（　　　）。
A. 肤色偏黑的人避免穿过于黑暗的衣服
B. 肤色偏黄的人可以穿黄色系的衣服
C. 肤色偏黄的人应该穿蓝色或者浅蓝色的上衣
D. 肤色偏白的人应该穿黑色系的衣服

10. 下列哪项符合免试后的礼仪规范（　　）。

A. 当主考官示意面试结束，立刻离开

B. 面试结束，主动伸手与主考官握手

C. 面试后第二天给招聘人员打电话或写感谢信

D. 面试结束第二天给招聘方打电话问结果

【简答题】

1. 写出求职礼仪的概念和特点。

2. 根据自己的情况写一份求职信和求职简历。

目标检测答案

第一章
答案：1. D 2. C 3. D 4. B 5. D 6. D 7. A

第二章
答案：1. C 2. C 3. B 4. B 5. D 6. D 7. C 8. A 9. A 10. D

第三章
答案：1. C 2. D 3. C 4. C 5. B 6. D 7. D 8. C 9. B 10. B

第四章
答案：1. B 2. A 3. D 4. B 5. A 6. A 7. C 8. C 9. D 10. A

第五章
答案：1. D 2. C 3. B 4. A 5. D 6. D 7. A 8. C 9. A 10. A

第六章
答案：1. D 2. C 3. B 4. B 5. D 6. D 7. C 8. D 9. C 10. C

第七章
答案：1. C 2. C 3. C 4. C 5. C 6. B 7. D 8. D 9. A

第八章
答案：1. A 2. D 3. A 4. D 5. C 6. C 7. B 8. D 9. B 10. C

第九章
答案：1. C 2. E 3. C 4. A 5. B 6. D 7. B 8. A 9. B 10. D

第十章
答案：1. A 2. C 3. D 4. B 5. D 6. D 7. D 8. B 9. B 10. C

参 考 文 献

［1］　刘宇．护理礼仪．第 4 版．北京：人民卫生出版社，2006.

［2］　张艳霞，吴开凤，张冬梅．护士服务礼仪与沟通技巧．北京：军事医学科学出版社，2010.

［3］　吕月桂、王远湘．护理礼仪与人际沟通．武汉：华中科技大学出版社，2011.

［4］　雷丹容．护理礼仪与人际沟通．北京：中国医药科技出版社，2011.

［5］　朱红．实用护士礼仪．太原：山西科学技术出版社，2006.

［6］　黄建萍．现代护士实用礼仪．北京：人民军医出版社，2010.

［7］　史瑞芬．护理人际学．第 2 版．北京：人民军医出版社，2006.

［8］　徐淑秀、张静．护理礼仪与交际．第 2 版．北京：人民军医出版社，2011.

［9］　方海云、成守珍．护士形象与礼仪规范．北京：人民军医出版社，2010.

［10］　憨式．礼仪培训课．呼伦贝尔：内蒙古文化出版社，2005.